Andreas Wöge
(begründet von Dr. med. Andreas Mollenhawer)

Ein Kahnbein fährt im Mondenschein ...
2., erweiterte Auflage

Ein Kahnbein fährt im Mondenschein ...

Alles, was das Medizin-Studieren erleichtern kann

Eselsbrücken, Merksprüche, Anekdoten, Hintergründiges, Anschauliches, Wissenswertes

2., erweiterte Auflage

Andreas Wöge

Selbstverlag Marsberg

Die Angaben in diesem Buch, insbesondere Dosierungen, wurden mit großer Sorgfalt recherchiert und zusammengetragen, sie sind jedoch ohne Gewähr. Die Zusendung von Diskussionsbeiträgen und dem Verfasser noch unbekannte Eselsbrücken, Merksprüche, Anekdoten usw. werden von ihm dankbar entgegengenommen.

Die folgende Adresse gilt auch für Buchbestellungen (Postkarte oder Fax genügt):

Selbstverlag Dr. med. Andreas Wöge
Paulinenstraße 23
D-34431 Marsberg
Fax: 02992 – 902920

1. Auflage 1997
2. erw. Auflage 2001

Besonderer Dank gilt:

Herrn Prof. Dr. med. W. Bommer, Tropenmedizinisches Beratungszentrum für Tropenkranke, Reisende und Ärzte, Göttingen

Herrn Dr. oec. K. Herrmann, Deutsches Landwirtschaftsmuseum der Universität Hohenheim

Frau Dr. rer. nat. E. Kirchhoff, Deutsche Forschungsanstalt für Lebensmittelchemie, Garching b. München

Herrn M.A. B. Klocke, Deutsches Landwirtschaftsmuseum der Universität Hohenheim

Frau Dr. med. M. von Nerée-Loebnitz, Medizinaldirektorin i. R., Northeim

Herrn Prof. Dr. med. H.-R. Ringert, Direktor der Klinik und Poliklinik für Urologie, Universitätsklinik Göttingen

Herrn Dr. rer. nat. C. Ruloff, Explosivstoff- und Systemtechnik, Dynamit Nobel GmbH, Leverkusen

Herrn B. Schmitz, Burg Wissem, Bilderbuch-Museum, Troisdorf

Herrn Prof. Dr. med. J. Sökeland im Institut für Arbeitsphysiologie der Universität Dortmund

Frau Dr. med. R. Spallek, Kinderärztin, Bad Wurzach

im Selbstverlag

ISBN 3-00-008048-1

Umschlaggestaltung in Zusammenarbeit mit M. Mäcker, Göttingen

Gesamtherstellung: Druckerei Paffenholz, Bornheim

Inhaltsverzeichnis

*****

Danksagung

Mein Dank gilt den Helfern, die zur Verwirklichung dieses Buches beigetragen haben. Ein ganz besonderer Dank gilt meinem Sohn Juri-André, der bei der Bildverarbeitung und -gestaltung sowie bei der Recherche mithalf, außerdem meiner Ehefrau Vera, die mir gern zuhörte und stets hilfreich zur Seite stand.

Ferner danke ich Frau Dr. med. M. von Nerée-Loebnitz für ihre freundlichen Ratschläge zur ersten Auflage. Last but not least möchte ich der Druckerei Paffenholz Dank sagen sowie allen fachlichen Beratern.

*****

Vorwort zur 1. Auflage

Um ein doch recht langes (Lern-)Studium mit Spaß und Erfolg meistern zu können, wurde in diesem Buch zusammengetragen, was das Medizin-Studieren erleichtern kann. Da der zu lernende Sachverhalt sich nicht immer von bekanntem Wissen herleiten oder logisch erklären läßt, ist Vieles dann auswendig zu lernen. Um so mehr sind Merksprüche und Eselsbrücken zu begrüßen, die gute Hilfestellungen geben können. Darüber hinaus werden ein breit gefächertes Hintergrundwissen vorgestellt und illustrierte Zusatzinformationen vermittelt, denn, wenn man sich neuen und anfangs z.T. sehr abstrakt anmutenden Lernstoff einzuprägen hat, sind Hintergrund- sowie Umfeldwissen ebenso interessant wie informativ. Es erleichtert obendrein das Speichern und Behalten. Anschauliche Zusatzinformation kann auch zu Zeitersparnis durch schnelleres Verstehen und zu längerem Behalten des Gelernten führen.

Da in die Sprache der Mediziner auch Elemente aus früheren Epochen einfließen, führt die Kenntnis der Grundbedeutung von Begriffen und Bezeichnungen, wie gezeigt wird, zum besseren und leichteren Verständnis.

Durch Nutzung unterschiedlicher Kanäle der Informationsaufnahme wie z.B. durch Texte (Auge, lesen), Bilddarstellungen (Anschauliches), Reime (Ohr, Sprachgefühl), aber auch durch Pfiffiges (Originalität), Anekdoten usw. wird eine einseitige Überlastung der Merkfähigkeit vermieden und es ergeben sich verschiedene Möglichkeiten der Erinnerung.

Die vorliegende Sammlung soll und kann natürlich keine Lehrbücher ersetzen, sondern das Studium der Medizin erleichtern.

Im Frühjahr 1997

*****

Vorwort zur 2. Auflage

Die erfreulich große Nachfrage und das internationale Interesse an diesem Buch haben dazu geführt, daß noch weitere Kapitel mit aufgenommen wurden, so daß eine sehr umfassende Sammlung von medizinischen Eselsbrücken, Merksprüchen usw. entstand. Erfreulich ist auch festzustellen, daß neben den Medizin-Studenten auch Kliniker, niedergelassene Ärzte und Professoren sehr interessiert sind zu erfahren, was das Medizin-Studieren erleichtern kann.

Im Sommer 2001

*****

1. Allgemeines

Der Hippokratische Eid

Hippokrates war ein griechischer Arzt des Altertums. Er soll um 460 v. Chr. auf Kos geboren worden und etwa 377 als Wanderarzt gestorben sein (die Jahresangaben variieren in der Literatur). Im Folgenden ist der nach ihm benannte Eid wiedergegeben, von dem es mehrere Übersetzungen und Interpretationen gibt [z.B. 27,34,81]; es ist jedoch bis heute nicht geklärt, ob dieser Eid tatsächlich von Hippokrates (allein) stammt. Den Altphilologen fallen Elemente auf, die Zweifel daran aufkommen lassen, daß er nur von einer historischen Person verfaßt wurde. Anhand einer zeitlichen Einordnung der Schriften und der Person des Hippokrates wird angenommen, daß das Gesamtwerk über viele Jahre (ca. 450–300 v. Chr.) zusammengestellt wurde. Durchaus nicht untypisch für das Altertum ist es, die Arbeiten von verschiedenen und historisch unbedeutenden Autoren einer bedeutenden Figur zuzuschreiben.

Auf dem Hippokratischen Eid basiert das „Genfer Gelöbnis", auch „Genfer Deklaration" genannt, in welcher der Weltärztebund 1948 die ethischen Grundsätze des ärztlichen Wirkens neu formulierte. Diese Deklaration wird der Berufsordnung für die deutschen Ärzte vorangestellt und bildet seit 1956 ihre Präambel. Die Neufassung der Berufsordnung (1970) hat diese Präambel unverändert übernommen; der Text ist abgedruckt im Deutschen Ärzteblatt Band 67 (1970), Seite 2025–2030. Doch keiner, der die Approbation erlangt, muß die Genfer Deklaration oder gar den Hippokratischen Eid mündlich geloben.

Anmerkung zum Eid: Apollon = Der Heilgott. Asklepios = Apollons Sohn, Gott der Heilkunde. Hygieia = Die Gesundheit (der Begriff „Hygiene" geht auf ihren Namen zurück). Panakeia = Allheilerin. Beide sind Töchter des Asklepios. Die Operation des Blasensteins beraubte, so vermutete man, den Patienten der Zeugungsfähigkeit; die Ehrfurcht vor dem keimenden Leben verbot daher dem standesbewußten Arzt diesen Eingriff[33]. Blasensteine, heute relativ selten auftretend, waren im Altertum ein weitverbreitetes Übel.

Ὅρκος

1. Ὄμνυμι (ὀμνύω?) Ἀπόλλωνα ἰητρὸν καὶ Ἀσκληπιὸν καὶ Ὑγίειαν καὶ Πανάκειαν καὶ θεοὺς πάντας τε καὶ πάσας, ἵστορας ποιεύμενος, ἐπιτελέα ποιήσειν κατὰ δύναμιν καὶ κρίσιν ἐμὴν ὅρκον τόνδε καὶ συγγραφὴν τήνδε·

2. ἡγήσασθαί τε τὸν διδάξαντά με τὴν τέχνην ταύτην ἶσα γενέτῃσιν ἐμοῖσι, καὶ βίου κοινώσασθαι, καὶ χρεῶν χρηΐζοντι μετάδοσιν ποιήσασθαι, καὶ γένος τὸ ἐξ αὐτοῦ ἀδελφέοις ἶσον ἐπικρινέειν ἄῤῥεσι, καὶ διδάξειν τὴν τέχνην ταύτην, ἢν χρηΐζωσι μανθάνειν, ἄνευ μισθοῦ καὶ συγγραφῆς, παραγγελίης τε καὶ ἀκροήσιος καὶ τῆς λοιπῆς ἁπάσης μαθήσιος μετάδοσιν ποιήσασθαι υἱοῖσί τε ἐμοῖσι καὶ τοῖσι τοῦ ἐμὲ διδάξαντος, καὶ μαθητῇσι συγγεγραμμένοις τε καὶ ὡρκισμένοις νόμῳ ἰητρικῷ, ἄλλῳ δὲ οὐδενί.

3. διαιτήμασί τε χρήσομαι ἐπ' ὠφελείῃ καμνόντων κατὰ δύναμιν καὶ κρίσιν ἐμήν· ἐπὶ δηλήσει δὲ καὶ ἀδικίῃ εἴρξειν.

4. οὐ δώσω δὲ οὐδὲ φάρμακον οὐδενὶ αἰτηθεὶς θανάσιμον, οὐδὲ ὑφηγήσομαι συμβουλίην τοιήνδε· ὁμοίως δὲ οὐδὲ γυναικὶ πεσσὸν φθόριον δώσω.

5. ἁγνῶς δὲ καὶ ὁσίως διατηρήσω βίον τὸν ἐμὸν καὶ τέχνην τὴν ἐμήν.

6. οὐ τεμέω δὲ οὐδὲ μὴν λιθιῶντας, ἐκχωρήσω δὲ ἐργάτῃσιν ἀνδράσι πρήξιος τῆσδε.

7. ἐς οἰκίας δὲ ὁκόσας ἂν ἐσίω, ἐσελεύσομαι ἐπ' ὠφελείῃ καμνόντων, ἐκτὸς ἐὼν πάσης ἀδικίης ἑκουσίης καὶ φθορίης τῆς τε ἄλλης καὶ ἀφροδισίων ἔργων, ἐπί τε γυναικείων σωμάτων καὶ ἀνδρείων, ἐλευθέρων τε καὶ δούλων.

8. ἃ δ'ἂν ἐν θεραπείῃ ἢ ἴδω ἢ ἀκούσω, ἢ καὶ ἄνευ θεραπείης κατὰ βίον ἀνθρώπων, ἃ μὴ χρή ποτε ἐκλαλέεσθαι ἔξω, σιγήσομαι, ἄῤῥητα ἡγεύμενος εἶναι τὰ τοιαῦτα.

9. ὅρκον μὲν οὖν μοι τόνδε ἐπιτελέα ποιέοντι καὶ μὴ συγχέοντι εἴη ἐπαύρασθαι καὶ βίου καὶ τέχνης δοξαζομένῳ παρὰ πᾶσιν ἀνθρώποις ἐς τὸν αἰεὶ χρόνον, παραβαίνοντι δὲ καὶ ἐπιορκέοντι τἀναντία τούτων.

Der Hippokratische Eid, ionischer Originaltext (altgriechischer Dialekt)[80)]

Der Eid des Hippokrates

1. Ich schwöre bei Apollon dem Arzt und Asklepios und Hygieia und Panakeia und allen Göttern und auch allen Göttinnen, sie zu Zeugen anzurufend, daß ich nach meinem Vermögen und Urteil erfüllen werde diesen Eid und diesen (Lehr)vertrag:

2. Meinen künftigen Lehrer in dieser Kunst gleichzuachten meinen eigenen Eltern und das Leben mit ihm zu teilen und, falls er Not leidet, ihn mitzuversorgen und seine Nachkommen gleich meinen Brüdern in männlicher Linie zu halten und sie diese Kunst zu lehren, wenn sie diese erlernen wollen, ohne Entgelt und Vertrag, mit Vorschriften und auch mündlichem Unterricht und dem ganzen übrigen Lernstoff mitzuversorgen meine eigenen Söhne und die Söhne dessen, der mich unterrichten wird, wie auch Schüler, die den Vertrag unterzeichnet und auch den Eid geleistet haben nach ärztlichem Brauch, sonst aber niemand.

3. Die diätetischen Maßnahmen werde ich treffen zum Nutzen der Leidenden nach meinem Vermögen und Urteil, Schädigung und Unrecht aber von ihnen abwehren.

4. Nie werde ich irgend jemandem, auch auf Verlangen nicht, ein tödliches Mittel verabreichen oder auch nur einen Rat dazu erteilen; ebenso werde ich keiner Frau ein keimvernichtendes Vaginalzäpfchen verabreichen.

5. Lauter und redlich werde aich bewahren mein Leben und meine Kunst.

6. Nie und nimmer werde ich bei (Blasen)steinkranken den Schnitt machen, sondern sie zu den werkenden Männern wegschieben, die mit diesem Geschäft vertraut sind.

7. In wie vielen Häusern ich auch einkehre, eintreten werde ich zum Nutzen der Leidenden, mich fernhaltend von allem vorsätzlichen Unrecht sowie jeder sonstigen Unzüchtigkeit, zumal von Werken der Wollust, an den Leibern von Frauen und Männern, Freien und Sklaven.

8. Was immer ich bei der Behandlung (der Patienten) sehe oder höre oder auch außerhalb der Behandlung im Leben der Menschen, soweit man es nicht ausschwatzen darf, werde ich darüber schweigen, solches als heiliges Geheimnis achtend.

9. Wenn ich also diesen meinen Eid erfülle und nicht zunichte mache, so möge mir Erfolg im Leben und in der Kunst beschieden sein, gerühmt bei allen Menschen bis in ewige Zeiten; wenn ich ihn aber übertrete und meineidig werde, das Gegenteil von alledem.

*****

Das griechische Alphabet

Nicht jedem ist das griechische Alphabet geläufig, doch wird in den Naturwissenschaften oft darauf zurückgegriffen. Deshalb ist es in Übersicht 1 zusammengestellt. Neben dem Namen des Buchstabens ist auch der Laut angegeben.

Kleinbuchstaben	Großbuchstaben	Laut	Namen	
α	Α	ă, ā	ἄλφα	Alpha
β	Β	b	βῆτα	Beta
γ	Γ	g	γάμμα	Gamma
δ	Δ	d	δέλτα	Delta
ε	Ε	ĕ	ἒ ψιλόν	Epsilon
ζ	Ζ	ds	ζῆτα	Zeta
η	Η	ǟ	ἦτα	Eta
θ	Θ	t^h	θῆτα	Theta
ι	Ι	ĭ, ī	ἰῶτα	Iota
κ	Κ	k	κάππα	Kappa
λ	Λ	l	λάμβδα	Lambda
μ	Μ	m	μῦ	My
ν	Ν	n	νῦ	Ny
ξ	Ξ	ks	ξῖ	Xi
ο	Ο	ŏ	ὂ μικρόν	Omikron
π	Π	p	πῖ	Pi
ρ[1]	Ρ[1]	r	ῥῶ	Rho
σ, ς[2]	Σ	s	σῖγμα	Sigma
τ	Τ	t	ταῦ	Tau
υ	Υ	ü̆, ǖ	ὖ ψιλόν	Ypsilon
φ	Φ	p^h[3]	φῖ	Phi
χ	Χ	k^h[4]	χῖ	Chi
ψ	Ψ	ps	ψῖ	Psi
ω	Ω	ō[5]	ὦ μέγα	Omega

1) Am Wortanfang: ῥ, ʽP
2) Im Anlaut und Inlaut steht σ, am Wortende ς.
3) Schulaussprache: f
4) Schulaussprache: ch
5) geschlossen

Übersicht 1: Das griechische Alphabet[44]

*****

Die Peg-Liste

Im täglichen Leben oder während des Studiums ergibt sich die Notwendigkeit, Listen o.ä. auswendig zu lernen. Wie macht man das? Gedächtniskünstler machen es uns vor. Sie treten mit einem „Trick" auf: Sie lassen sich 20 oder mehr Begriffe zurufen und speichern jeden bildlich in eine **Peg-Liste** (s.u.) ein. Später können sie dann alle diese Begriffe in der richtigen Reihenfolge wiederholen und auch rückwärts aufsagen, oder auf Zuruf irgend einer Zahl den korrekten Begriff dazu nennen.

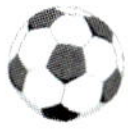	0 – *Ball*		
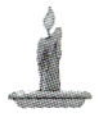	1 – *Kerze*	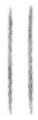	11 – *Eßstäbchen*
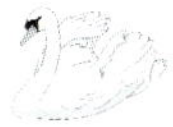	2 *Schwan*	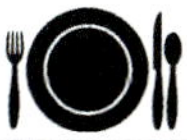	12 – *Mittag-(essen)*
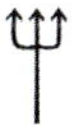	3 – *Dreizack*	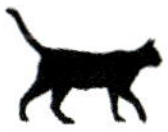	13 – *schwarze Katze (Unglücks-Symbol)*
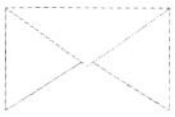	4 – *Briefumschlag*		14 – *Blitze*
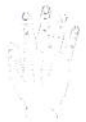	5 – *Hand mit 5 Fingern*	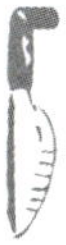	15 – *Messer*
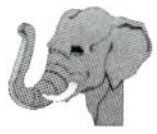	6 – *Elephantenrüssel*		
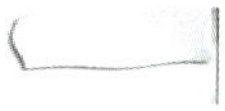	7 – *Fahne*	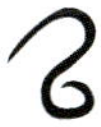	16 – *Fleischerhaken*
	8 – *Sanduhr*	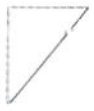	17 – *Dreieck*
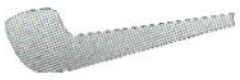	9 – *Pfeife*	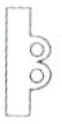	18 – *Baum mit Starenkasten*
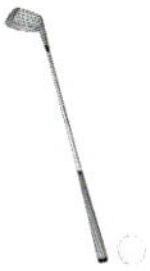	10 – *Golfschläger und -ball*	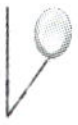	19 – *Luftballon*
		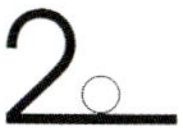	20 – *Schlitten mit Schneeball*

Übersicht 2: Symbole für die Zahlen von 0 bis 20, sog. Peg-Liste. Sie kann beliebig erweitert werden. In der angelsächsischen Literatur steht „peg" für Haken, an dem man etwas aufhängen kann. Im Deutschen können wir auch programmiertes eidetisches (= bildhaftes) Gedächtnis sagen; nach[17]

Diese Kunst[143)] ist überraschend einfach zu lernen, vielseitig einzusetzen, eröffnet der eigenen Phantasie große Spielräume und kann darüber hinaus noch Spaß machen. In einem ersten Schritt wird, sozusagen als Startkapital, eine sogenannte Peg-Liste auswendig gelernt, in der jede Zahl ein (Schlüssel-)Wort bzw. Bild symbolisiert, das der jeweiligen Zahl mehr oder weniger einleuchtend, aber stets zugeordnet bleibt (Übersicht 2).

Man nehme beispielsweise eine Kerze für die 1, da beide eine längliche Form besitzen. Mit gutem Willen erkennt man die Ähnlichkeit zwischen der 2 und einem Schwan bzw. der 7 und der Fahne. Bei den Ziffern 4 und 5 spielt die Anzahl eine Rolle (vier Ecken eines Briefumschlages, fünf Finger einer Hand); bei der 6 ist die Form des Rüssels gemeint, aber auch die Assoziation mit Sex ist möglich und sinnvoll, da sich solche Bilder gut einprägen. Die Symbole für die Zahlen 8 bis 11 und 14 bis 20 ergeben sich wieder aus der Ähnlichkeit. Bei der 12 ist anstelle des Mittagessens auch ein Gespenst um Mitternacht einprägsam. Die schwarze Katze steht für ein Unglücks-Symbol bei der magischen Zahl 13.

Die vorgeschlagenen Symbole können natürlich durch andere ersetzt werden, der eigenen Assoziation und Phantasie sind dabei keine Grenzen gesetzt. Anstelle von Neptun's Dreizack mögen manche für die 3 lieber ein dreiblättriges Kleeblatt, allerdings gibt es auch vierblättrige, was dann zur Verwirrung führen kann. Der Zusammenhang zwischen Zahl und Bild sollte stets einleuchtend und möglichst zweifelsfrei sein!

Nun wird im zweiten Schritt an jedem dieser Bilder, wie an einem Haken (engl. peg), ein zweites Bild aufgehängt, welches die zu merkende Information repräsentiert. Mit anderen Worten: Die nunmehr bereits verinnerlichten Symbole (Übersicht 2) werden mit den zu merkenden Gedanken verbunden. So seien beispielsweise die ersten fünf zu merkenden Wörter: Haus, Ofen, Auto, Gedanke, Glas. Daraus ergeben sich dann die Verbindungen:

1 – Kerze	– Haus,
2 – Schwan	– Ofen,
3 – Dreizack	– Auto,
4 – Briefumschlag	– Gedanke,
5 – Hand	– Glas.

Die entstandenen Wortpaare kann man jetzt wie Stichwörter für kurze Geschichten, Bilder oder Eindrücke behandeln. So könnte es z.B. lauten:

1. Auf einem *Haus* brennt eine *Kerze*; draußen ist es dunkel, nur dieses Haus ist zu sehen.
2. Der *Schwan* ist müde vom Schwimmen und friert. Deshalb setzt er sich auf einen *Ofen*, der ihn wieder aufwärmt.
3. Mit einem *Dreizack* wird der Lack des neuen *Autos* zerkratzt. Es entsteht ein durchdringendes, unangenehmes Geräusch.
4. Weil ich momentan kein anderes Stück Papier habe, notiere ich auf einem *Briefumschlag* meine *Gedanken*.
5. Die *Hand* hält ein *Glas* fest, das mit Cola und Eiswürfeln gefüllt ist.

Jeder findet seine eigenen Geschichten zu diesen Wortpaaren mit individuellen Schwerpunkten, seien es visuelle Bilder (wie im 1. Wortpaar), Körpergefühle (wie im 2.), Geräusche (im 3. Paar), skurrile oder auch sehr reale Vorstellungen usw.. Man benütze diese Technik in Vorlesungen, Tagungen etc., beim gezielten Fernsehen und Radiohören, in Situationen, bei denen man keine Notizen machen kann oder will. Bei der nächsten Einkaufsliste läßt sich dieses Verfahren üben ...

Aus eigener Erfahrung eignet sich dieses Verfahren auch zum Auswendiglernen von wichtigen, aber schwer zu merkenden Nummern, wie Telefonnummern (z.B. eines Studienfreundes/-freundin), die Geheimnummer der Check-Karte, die lange Bankkontonummer usw.. Dazu ist zusätzlich die Null notwendig, die sich beispielsweise durch einen Ball symbolisieren läßt. Die einzelnen Zahlen der Nummern werden einfach durch die bekannten Symbole (Übersicht 2) ersetzt und diese nacheinander wieder zu kleinen Geschichten, bizarren Bildern o.ä., also in mehr oder weniger phantasievoller Weise, zusammengefügt. Dieses kann obendrein recht amüsant sein. Dann lautet beispielsweise die Telefonnummer 484031 in Bilder übersetzt: Zwischen zwei *Briefumschlägen* befindet sich eine *Sanduhr* (484), und auf dem *Ball* steckt ein *Dreizack*, auf dessen mittlerer Zacke eine *Kerze* brennt (031).

Wer geübt und mit der Peg-Liste vertraut ist, lerne mit dieser Technik die 12 Hirnnerven. Voraussetzung ist die Kenntnis der deutschen Bedeutung dieser Nerven. Die erste Verbindung heißt: Kerze – N. olfactorius. Nachdem die *Kerze* ausgeblasen ist, qualmt sie noch kurze Zeit und der Rauch wird über den *N. olfactorius* (= Geruchsnerv) wahrgenommen. Das zweite Wortpaar lautet: Schwan – N. opticus ...

Alternativ seien die in diesem Buch unter „Anatomie“ genannten Merksätze erwähnt (s. Seite 66).

*****

Vor dem Hintergrund der Diskussion um **Nebenwirkungen** und **Beipackzettel** von Medikamenten erschien ein interessanter und erwähnenswerter Bericht[152)], den auch der angehende Mediziner unbedingt kennen sollte, um sich ein besseres Bild zu dem Thema machen zu können. Im Folgenden wird dieser Bericht in unveränderter Form abgedruckt.

Beipackzettel und Nebenwirkungen

Lieber Patient!

In den letzten Jahren häufen sich Journalistenmeldungen über unerwünschte Nebenwirkungen von Medikamenten. Mancher Beipackzettel zu Medikamenten ist geradezu gespickt mit beängstigenden Fachausdrücken und Hinweisen auf drohende Schäden, wenn man diese oder jene Tablette schluckt. Viele Untersuchungen haben gezeigt, daß manche Patienten alleine schon deshalb ihre Medikamente gar nicht erst einnehmen und sich unwissend lieber den vielleicht tödlichen Wirkungen einer Krankheit (z. B. Bluthochdruck) unterwerfen.

Als Ihr Hausarzt fühle ich mich immer mehr dazu verpflichtet, diesen einseitigen Meldungen und Vorstellungen entgegenzutreten und die Dinge einmal ins rechte Licht zu rücken.

Dazu müssen Sie wissen, daß die Juristen einen Pharmahersteller zwingen, alle irgendwo veröffentlichten Nebenwirkungen eines Medikaments in diesen Beipackzettel aufzunehmen. Dies führt in der Regel zu einer völligen Fehleinschätzung der wirklichen Gefahr.

Nun stellen Sie sich bitte einmal vor, ich würde Ihnen eine Pille verschreiben, bei der unter Nebenwirkungen folgendes zu lesen stünde:

„An Nebenwirkungen sind bekanntgeworden: Zahnverfall von frühester Kindheit an, Bauchschmerzen, Übelkeit, Verstopfung, Kopfschmerzen. Bei längerer Einnahme sind Fälle von Übergewicht, Bluthochdruck und Zukkerkrankheit erwiesen. In diesem Zusammenhang kann die Einnahme zu Bewußtlosigkeit, Schlaganfall, Herzinfarkt, Nervenausfällen, Nierenversagen, Erblindung, hohem Fieber und zu Amputation der Gliedmaßen führen; Todesfälle sind erwiesen!“

Würde ich Ihnen eine solche Pille verschreiben, würden Sie beim Lesen dieses Beipackzettels wahrscheinlich vor Entsetzen Ihren Arzt wechseln.

Wenn ich Ihnen nun aber sage, was der Inhaltsstoff dieser fiktiven Pille ist, dann wird Ihnen wahrscheinlich schlagartig klar, wie sehr die Verschiebung der Relationen und das Aussprechen der „nackten Wahrheit“ zu totaler Verunsicherung führen können. Es handelt sich nämlich schlicht um **Schokolade** oder anderes Zuckernaschwerk.

Sie können ähnliches aber auch mit Nudeln anstellen oder mit irgendeinem anderen Nahrungsmittel, welches – in größerer Menge genossen – natürlich zu Übergewicht und natürlich zu Bluthochdruck und Zuckerkrankheit mit allen genannten Folgen führen kann.

Wie sehr wir im übrigen mit tödlichen Nebenwirkungen in unserem täglichen Dasein wie selbstverständlich leben, mögen Sie sich einmal an der Tatsache des Automobils (jährlich über 11 000 Tote in Deutschland, 1300 in der Schweiz, 1600 in Österreich), Rauchens und Alkoholkonsums (ähnliche Todesraten) selbst einmal in Ihrer Phantasie ausmalen.

Schokolade hat dabei nicht einmal eine medikamentöse Wirkung. Das gleiche gilt für Nudeln, für Zigaretten, für Alkohol oder für den allgemeinen Straßenverkehr. Diese Dinge sind auch überall für jedermann zugänglich. Jeder kann sich diesen Gefahren tagtäglich – ohne irgend jemanden zu fragen – aussetzen.

Ganz im Gegensatz dazu Medikamente. Sie dürfen nur von fachkundigen Ärzten verschrieben und von fachkundigen Apothekern abgegeben werden. Die dienen – im Gegensatz von z. B. Schokolade – in aller Regel der Lebensverlängerung und der Beseitigung von schwersten Erkrankungen, die ihrerseits das Leben – wenn auch oft nur kurzzeitig – mindestens unwert oder schmerzhaft machen. Medikamente haben auch millionenfach mehr Menschenleben gerettet als Zigaretten, Alkohol oder Zukkerwaren.

Hier stimmt doch etwas nicht in den Relationen! Hier ist doch wohl eine emotionale, einseitige Betrachtungsweise üblich geworden, die nicht mehr mit der Wirklichkeit übereinstimmt.

Selbstverständlich haben auch Medikamente – richtig angewandt – hin und wieder einmal Nebenwirkungen. Diese werden jedoch in der Regel vom Patienten oder vom Arzt rechtzeitig bemerkt, führen zum Absetzen des Medikaments und klingen dann folgenlos ab.

Zum Schluß möchte ich die nachdenkenswerte Behauptung aufstellen, daß z. B. der freiverkäufliche, selbst Kindern zugängliche Alkohol oder die Zigaretten oder auch Schokolade letztlich der Menschheit mehr Schaden zugefügt hat, als alle Medikamente zusammengenommen es jemals tun werden.

Ist es nicht grotesk, wie sehr Nebenwirkungen von Genußmitteln als selbstverständlich hingenommen werden, während auf der anderen Seite lebensverlängernde und hilfreiche Medikamente nur auf ihre Nebenwirkungen hin an den Pranger gestellt werden?

Ihr Arzt

Die **Seitenangabe „rechts“** bzw. **„links“** bezieht sich im medizinischen Bereich grundsätzlich auf die Sicht des Patienten, d.h., daß sich z.B. ein rechtsseitiges Monokel-Hämatom am rechten Auge des Patienten befindet, es aber aus Sicht des Untersuchers links ist (Abbildung 1). Dies gilt auch für Röntgenbilder, wie z.B. Thorax- oder Abdomen-Übersichtsaufnahmen (sofern nicht anders beschriftet). Man stelle sich vor, als sei statt des Röntgenbildes der Patient selbst mit zugewandtem Gesicht vor Einem! Die rechte Seite des Röntgenbildes entspricht dann der linken Seite des Patienten (Abbildung 2).

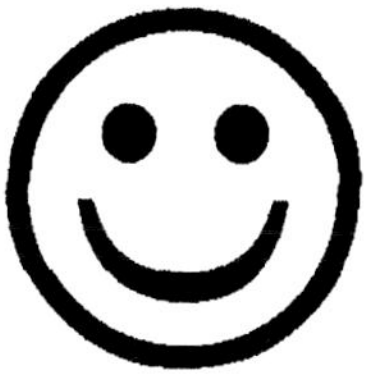

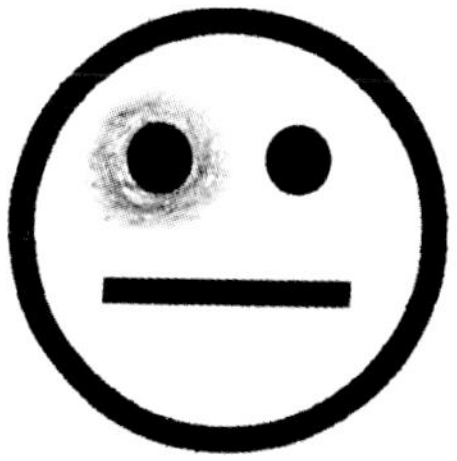

Abbildung 1: Monokel-Hämatom am rechten Auge (schematisch)

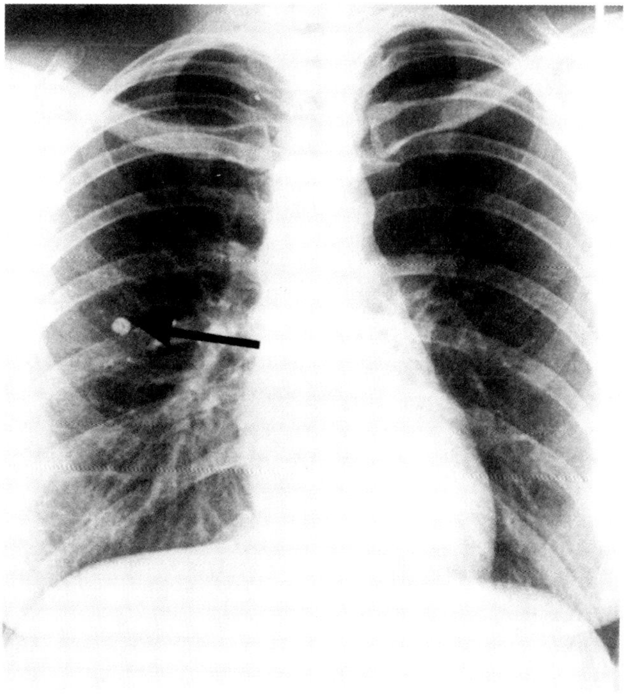

Abbildung 2: Röntgen-Thoraxaufnahme[86)], Verkalkung im rechten Lungenflügel erkennbar (s. Pfeil)

Der Vollständigkeit halber sei erwähnt, daß Computertomogramme (CT) und auch Kernspintomogramme (NMR) bei Aufnahmen in Transversal-Ebene in der Regel einer Betrachtung von kaudal (unten) entsprechen, wobei sich der Patient während der Aufnahme in Rückenlage befindet (Abbildung 3). Die rechte Bildseite entspricht wieder der linken Seite des Patienten.

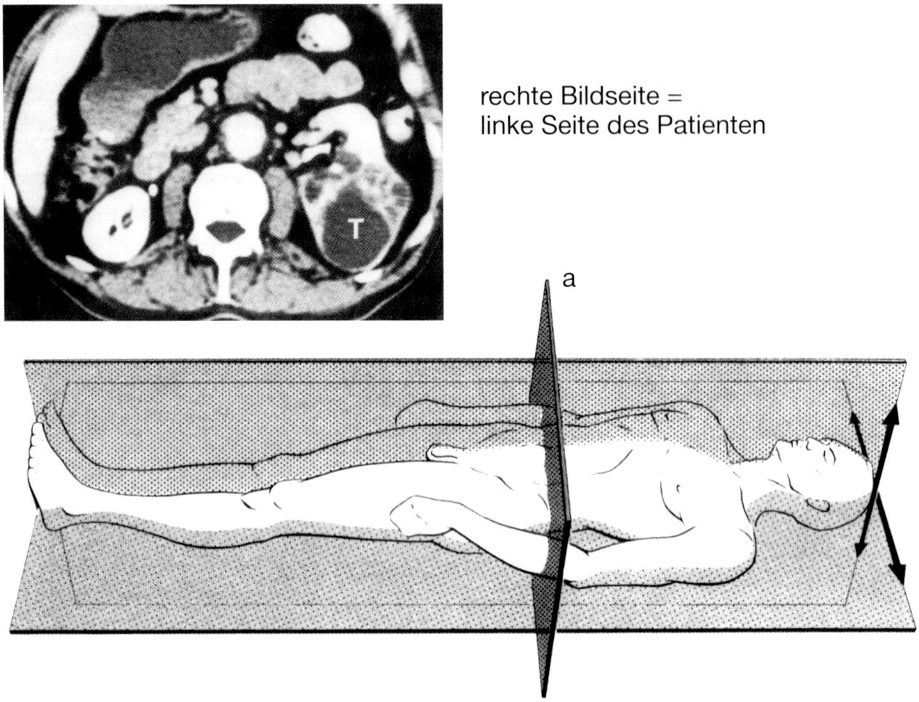

Abbildung 3: Transversal-Ebene (a) eines Computertomogrammes[86)], Ansicht von kaudal, Patient mit einem linksseitigen Nierenkarzinom (T)

*****

Auch aus forensischen Gründen ist die Verordnung von Arzneimitteln, seien es Tabletten, Zäpfchen (Suppositorien), Kapseln, Dragees oder Tropfen, in der Krankenunterlage festzuhalten. Wenn beispielsweise eine Tablette Paracetamol morgens und abends vom Patienten einzunehmen ist, dokumentiert man dort:

Paracetamol Tabl. 2 x 1 oder genauer *1-0-0-1*, das heißt: morgens 1, mittags 0, nachmittags 0, abends 1 Tablette.

Sollen Blutdruckmessungen, Blasenspülungen u.ä. durchgeführt werden, ist die Schreibweise *2 x /die* (von lat. dies = Tag) üblich.

*****

2. Vorklinische Fächer

Physik

Jeder wird im Laufe seines Studiums mit Sammel- und Zerstreuungslinsen konfrontiert. Bekannt ist, daß **Sammellinsen** (Lupe!) nach außen gewölbt sind, während **Zerstreuungslinsen** nach innen schmaler werden (s. Abbildungen 4 und 5).

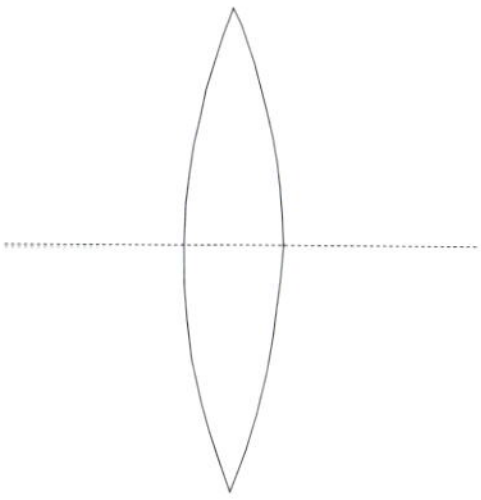

Abbildung 4: Sammellinse

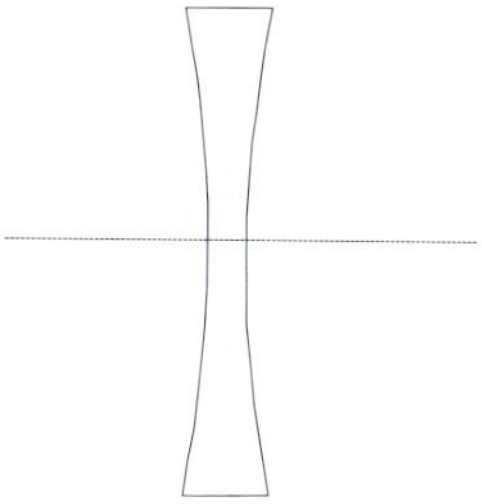

Abbildung 5: Zerstreuungslinse

Für den Ungeübten erscheint die Entscheidung oft schwierig, welche von beiden Linsen-Typen beispielsweise konvex ist. Merke:

Der Podex ist konvex.

Ebenso anschaulich ist:

Der Klecks ist konvex.

Also nach außen gewölbt ist konvex (Sammellinse)! Zerstreuungslinsen sind demnach dann konkav.

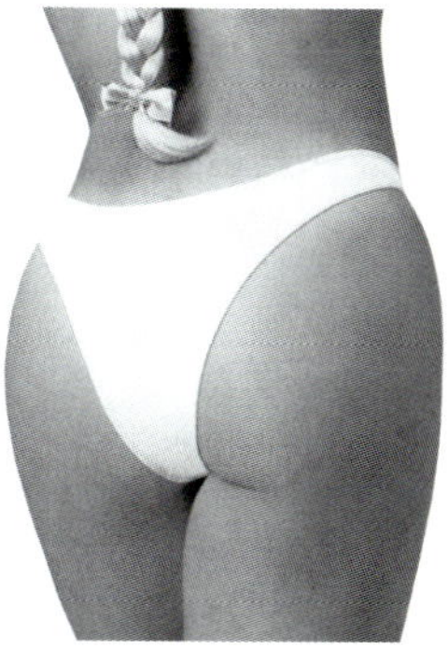

Abbildung 6: „Der Podex ist konvex" (Podex ist die aus dem Lateinischen entlehnte und seit dem 17. Jahrhundert bezeugte scherzhafte Bezeichnung für Gesäß)[133]

*****

Das **Ohmsche Gesetz** besagt, daß die Stromstärke I der Spannung U proportional ist. Das wird in folgender Formel ausgedrückt: **U=R x I**; R = Widerstand (engl. resistance). Dieses Gesetz erlaubt, eine der drei Größen U, I und R zu berechnen, wenn man die beiden anderen kennt, weil R=U:I und I=U:R. Eine dieser drei Formeln sollte man kennen. Bewährt hat sich folgendes Bild (s. Abbildung 7). Gelesen wird es „Uri", so wie der gleichnamige, berühmte Schweizer Kanton.

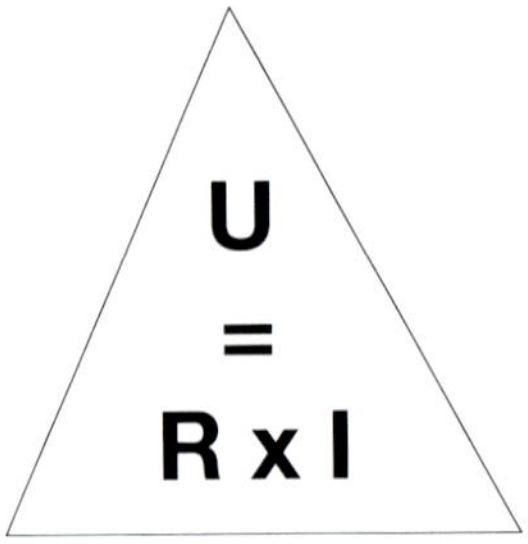

Abbildung 7: Uri-Dreieck

*****

Den **Rauminhalt** („Innen") einer **Kugel** mit Radius r berechnet man nach der Formel V = 4/3 p x r^3; die **Oberfläche** („Buckel") einer Kugel berechnet man nach der Formel O = 4 p x r^2.

Mit folgendem Merksatz ist's einprägsamer:

Innen hat die Kugelei
4/3 Pi mal r hoch drei.
Und was sie auf dem Buckel hat,
ist 4 mal Pi mal r Quadrat.

*****

Biologie

Die Bedeutung des **Zeichens** für **„männlich"** (♂) und für **„weiblich"** (♀) kann man sich folgendermaßen einprägen: Man stelle sich das Symbol für „weiblich" als Handspiegel vor, gemäß der Assoziation weiblich – eitel. Das Symbol für „männlich" kann man sich merken, indem man an das Körperteil denkt, das nur dem männlichen Geschlecht zu eigen ist – wenn auch nicht immer in diesem Winkel.

*****

Die **systematische Einteilung der Organismen (Taxonomie)** erfolgt nach Reich, Stamm, Klasse, (Unterklasse), Ordnung, Familie, Gattung, Art, (Rasse*, Zucht*). Die Aufspaltung der Art führt zur Rasse. Aus den Anfangsbuchstaben kann man folgenden Merksatz bilden:

Reich	**R**ainer
Stamm	**st**iehlt
Klasse	**k**iloweise
(**Un**terklasse)	(**un**echte)
Ordnung	**O**hrringe
Familie	**f**ür
Gattung	**G**ustavs
Art	**a**lten
(**R**asse*)	(**R**iesen-)
(**Z**ucht*)	(**Z**epter).

* gehören nicht zur Lehrbuch-Taxonomie (teilt bis zur Art ein).

*****

Von einem echten „Amateur“, dem holländischen Tuchhändler Antony van Leeuwenhoek (1632–1723), wurden stabförmige Kleinlebewesen erstmals entdeckt (Abbildung 8). Am 24. April 1676 beobachtete er durch sein selbstgebautes Mikroskop in einem Aufguß von Pfeffer *„sehr kleine, auch bewegliche Tiere verschiedenster Art“*. Man nannte sie **Bakterien**, denn im Griechischen bedeutet bacteria **Stab, Stock, Zepter**.

Aber nicht alle Bakterien sind stäbchenförmig, es gibt auch kugel- und schraubenförmige Arten, wie sich später zeigte. Diese einzelligen Mikroorganismen bestehen aus einer starren Zellwand, einer das Zytoplasma umschließenden Membran und aus dem Kernäquivalent. Zusätzlich besitzen eine Reihe von Bakterienarten Kapseln, Geißeln und/oder Pili (Abbildung 8). Die Länge vieler Bakterien liegt im Bereich von 0,5-5 μm. Die Dicke liegt meist unter 1 μm. Das zur physiologischen Dickdarmflora gehörende, stäbchenförmige Bakterium Escherichia coli hat beispielsweise eine Länge von 1-3 μm und eine Dicke von 0,5 μm (lebende Zellen sind größer als solche, die fixiert und gefärbt wurden).

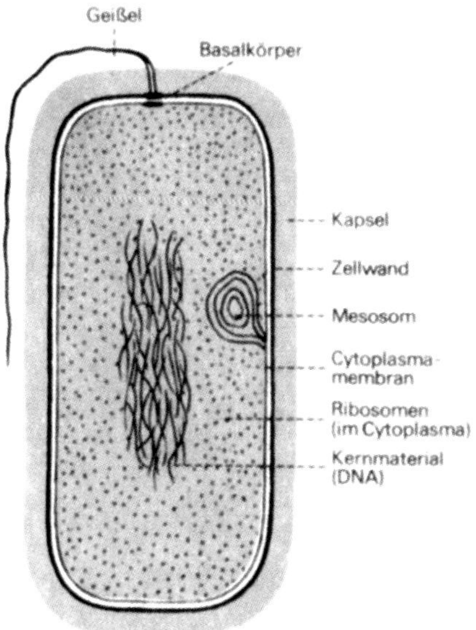

Abbildung 8: Stabförmige Bakterienzelle (Grundstruktur)[118]

*****

Terminologie

Supination und **Pronation** sind anfänglich leicht zu verwechseln. Supination: (lat. supinare – nach oben kehren) Auswärtsdrehung z.B. der Hand und des Vorderarms bzw. Hebung des inneren Fußrandes. Gegenbewegung ist die Pronation.

Pronation: (lat. pronare – vorwärts neigen) Einwärtsdrehung. Drehung des Handtellers bei herabhängendem Arm nach hinten, wobei der Daumen einwärts gedreht wird; an den Füßen: Senkung des inneren Fußrandes (= Plattfußstellung). Einprägsamer und damit unverwechselbar wird es, wenn man sich folgende Eselsbrücke merkt:

Supination ist die Bewegung, die zum Löffeln einer **Sup**pe notwendig ist; man halte die Hand wie eine Schüssel! Radius und Ulna sind dann ungekreuzt. Bei der **Pro**nation wie beim **Pro**tschneiden mit dem Messer, Radius und Ulna sind nun gekreuzt.

*****

Ist der Kreißsaal ein kreisrunder Saal?

Der Entbindungsraum eines Krankenhauses wird **Kreißsaal** genannt. Er ist aber weder rund, noch ist er kreisförmig, sondern eckig, wie jeder andere Raum auch. Das Wort **„kreißen"** stammt von dem mittelhochdeutschen „krizen" = gellend schreien, stöhnen, und hat mit „kreischen" wahrscheinlich einen gemeinsamen Ursprung.[42)] Im 17. Jahrhundert wurde „kreißen" dann speziell auf das Schreien der gebährenden Frau bezogen, und es entwickelte sich so die heutige Bedeutung: **in den Geburtswehen liegen**.

Der Raum, in dem die Kinder geboren werden, hat also nichts mit einem Kreis zu tun. Auch wenn sich alles um die werdende Mutter dreht! – Sie wird doch bald von ihrem Säugling „abgelöst". Im doppelten Sinne des Wortes.

*****

Histologie (mikroskopische Anatomie)

Die **Mitose** (Zellteilung) wird in fünf Phasen eingeteilt. Die wichtigsten Vorgänge spielen sich dabei an den Chromosomen ab. Man unterscheidet die Inter-, Pro-, Meta-, Ana- und Telophase. Merksatz:

Ich	= **I**nterphase
protze	= **Pro**phase
mit	= **M**etaphase
allen	= **A**naphase
Teilen.	= **Te**lophase

*****

Der **Erythrozyt** ist ein scheibenförmiges, zellkernloses, rotes Blutkörperchen, welches dem Transport von Sauerstoff (O_2) zur Zelle und dem Abtransport von Kohlendioxid (CO_2) von der Zelle zur Lunge dient. Es ist eigens dafür mit Hämoglobin (roter Blutfarbstoff) gefüllt. Der Erythrozyt ist normalerweise rund und in der Lage, sich zu verformen. Er besitzt eine zentrale Eindellung, so daß er im Querschnitt hantelförmig (bikonkav) erscheint. Sein Durchmesser mißt etwa 7,5 μm, die Dicke ca. 2,2 μm, im Bereich der Eindellung zwischen 1,0 und 1,8 μm (Abbildung 9). Die Lebensdauer beträgt ungefähr 120 Tage.

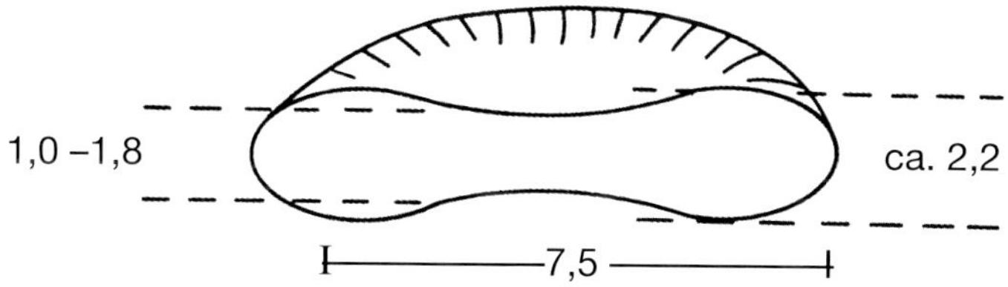

Abbildung 9: Erythrozyt im Querschnitt (Angaben in μm)

Der Erythrozyt wird in der Medizin gerne als **Referenzgröße** (Bezugsobjekt) herangezogen. Die Zahlen in der Literatur über Normalwerte und Größe des Erythrozytens sind unterschiedlich und natürlich auch abhängig von der Bestimmungsmethode. Man sollte sich dennoch insbesondere den Erythrozytendurchmesser (etwa 7,5 μm) gut einprägen, denn dann lassen sich beim Mikroskopieren andere Zellen oder Mikroorganismen im Präparat leichter in ihrer Größe abschätzen.

Das Blut enthält...

... bei der Frau	... beim Mann	
4,0 – 5,3	4,3–5,8	Millionen Erythrozyten/μl
12 – 16	14 –18	g/100 ml Hämoglobin (sogenannter Hb-Wert)
37 – 46	40 –52	% Erythrozyten (= Hämatokrit = Volumenanteil der Erythrozyten am Gesamtblut in %)

Merke: **„Frauen sind saftiger!“**

*****

Beim Knochenumbau spielen **Osteoblasten** und **Osteoklasten** eine wichtige Rolle. Beide gehen aus pluripotenten Bindegewebszellen hervor. Ein-, selten mehrkernige Osteoblasten sind für den Knochenaufbau zuständig. Sie produzieren neben dem Osteoid Tropokollagen, das extramedullär im Osteoid zu Kollagenfibrillen polymerisiert. Die mehrkernigen Osteoklasten enthalten viel saure Phosphatase, durch die der Knochen enzymatisch abgebaut wird. Merke:

Osteo**b**lasten **b**auen Knochen auf,
Osteo**k**lasten **k**auen Knochen ab!

*****

Die Haut wird in verschiedene Schichten eingeteilt (s. Abbildung 10). Die Reihenfolge der einzelnen **Hautschichten** läßt sich leichter einprägen, wenn man mit ihren Anfangsbuchstaben folgenden Merksatz bildet:

Cornelia und **Luci**s **Gr**oßmutter **spi**elen ***ger***ne **Bas**eball, **Papa** **re**det (über Subkutis).

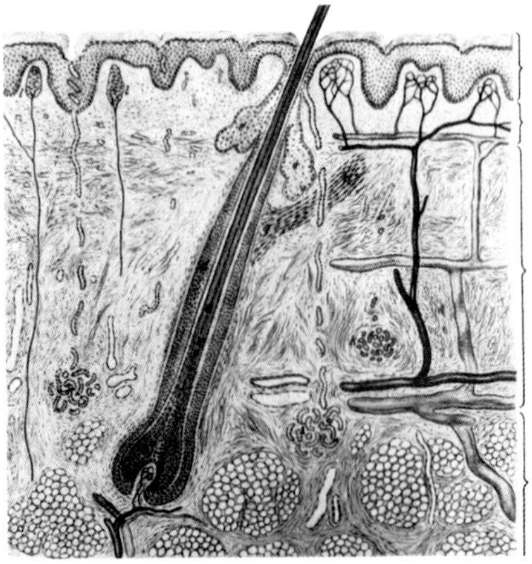

Abbildung 10: a) Mehrschichtiges, verhorntes Plattenepithel[88)]

<u>Epidermis:</u>

Stratum **corne**um (1)
Stratum **luci**dum *) (2)
Stratum **gr**anulosum (3)
Stratum ***ger***minativum: Stratum **sp**inosum (4) / Stratum **bas**ale (5)

<u>Dermis = Kutis = Korium = Lederhaut:</u>

Stratum **pap**illare (6)
Stratum **re**ticulare (7)

<u>Subkutis:</u> mit dem subkutanen Fettgewebe (8)

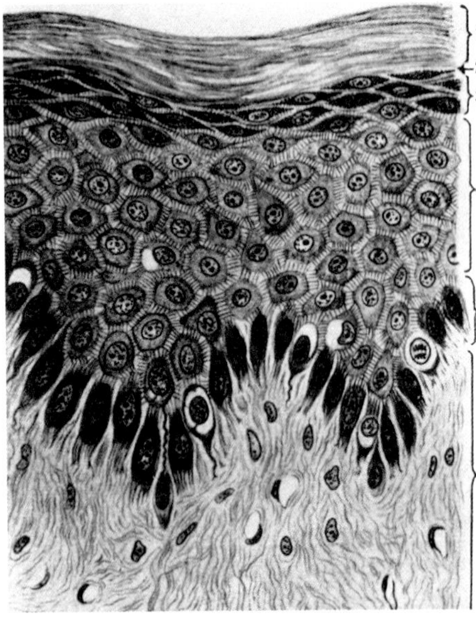

Abbildung 10: b) Vergrößerter Ausschnitt[88)]

*) unter dem Stratum corneum liegt die Intermediärzone, die schmal und nur mit Spezialverfahren erkennbar ist, sich jedoch im elektronenmikroskopischen Bild deutlich abzeichnet. In manchen Körperregionen sieht man über ihr das Stratum lucidum, das sich histochemisch von der Intermediärzone unterscheidet.

*****

Drüsen werden eingeteilt z.B. nach Lage, Zellzahl, Schichtung. Grundsätzlich können sie aber auch nach der chemischen Beschaffenheit ihres Sekretes in seröse, muköse und seromuköse (= gemischte) Drüsen unterschieden werden. Rein **seröse Drüsen** sind die Glandula **pa**rotis, das **Pa**nkreas (exokriner Anteil), die Spüldrüsen des **Ge**ruchs- und **Ge**schmacksorgans und die **Tränen**drüse. Durch folgenden Satz läßt sich dies leichter einprägen. Merke:

Papageientränen sind serös.

*****

Insulin bzw. **Glukagon** wird in den **B-** bzw. **A-Zellen** des endokrinen Pankreas (Bauchspeicheldrüse) gebildet. Merke:

In	**In**sulin
Berlin	**B**-Zellen
glotzen	**Gl**ukagon
alle.	**A**-Zellen

*****

Nach Bau und Funktion unterscheidet man das glatte und **quergestreifte Muskelgewebe** sowie drittens das Herzmuskelgewebe, als eine besondere Form der quergestreiften Muskulatur. Im Längsschnitt zeigt sich lichtmikroskopisch die charakteristische, quer durch die ganze Muskelfaser ziehende Querstreifung bei stärkerer Vergrößerung am nicht kontrahierten Muskel. Helle I- und dunkle A-Streifen wechseln sich periodisch ab (Abbildung 11). Die erneut verstärkte Vergrößerung zeigt noch eine zusätzliche, dünne Querstreifung. Inmitten des I-Streifens liegt der Z-Streifen (Zwischenscheibe). Inmitten des A-Streifens liegt eine H-Zone (helle Zone, Hensensche Zone), die von einem dunklen M-Streifen (Mittelstreifen) durchzogen wird.
Die Streifen kehren in gleicher Folge periodisch wieder. Eine Periode (Sarkomer) reicht von Z Streifen zu Z-Streifen, so daß sich folgende Streifenfolge ergibt: **Z-I-A-H-M**-H-A-I-Z (Abbildung 11). Am einfachsten prägt sich das mit folgendem Merksatz ein:

Zieh **I**ch **A**m **H**oden **M**ir.

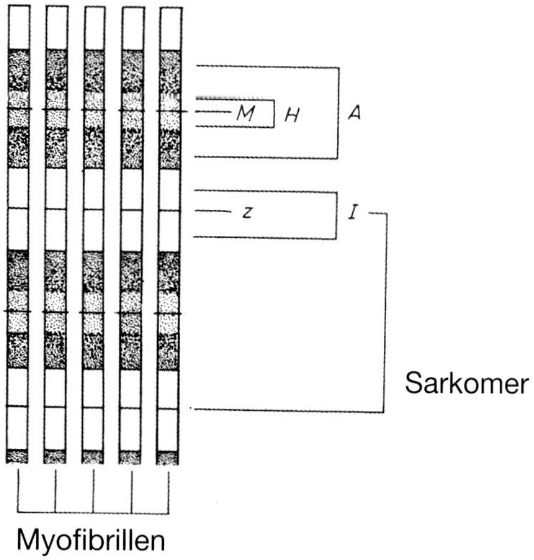

Abbildung 11: Querstreifung in starker lichtmikroskopischer Vergrößerung beim nicht kontrahierten Muskel[78)]

*****

Das **Colchizin** ist das am längsten bekannte Mitosegift, erstmals 1889 beschrieben. Der Hemmstoff stört die Bildung des für die Zellteilung wichtigen Spindelapparates durch Bindung an die Strukturelemente der Mikrotubuli. Die Mitose wird dadurch in der Metaphase blockiert (Metaphasengift). Das Hauptalkaloid der Herbstzeitlosen (s. Abbildung 12) findet außerdem Anwendung in der Behandlung des akuten Gichtanfalles. Es hemmt das Einwandern der weißen Blutkörperchen (Leukozyten) in die von der Gicht befallenen Gelenke, vermindert deren Phagozytoseaktivität und unterbricht dadurch die zum Anfall führende Reaktionskette. Einen Einfluß auf den Harnsäurestoffwechsel und analgetische Wirkungen übt das Alkaloid nicht aus.[116] Als Zytostatikum in der Krebstherapie kann dieser Mitosehemmstoff wegen der zu geringen therapeutischen Breite nicht eingesetzt werden. In der Homöopathie wird das Colchizin als Augenmittel gebraucht.

Alle Teile, besonders aber die Samen und Knollen der Herbstzeitlosen enthalten dieses hochgiftige Alkaloid. Schon wenige Milligramm davon genügen, um nach zwei bis fünf Stunden zum Tod zu führen durch Lähmung des Zentralnervensystems (Letaldosis bei Erwachsenen etwa 20 mg).

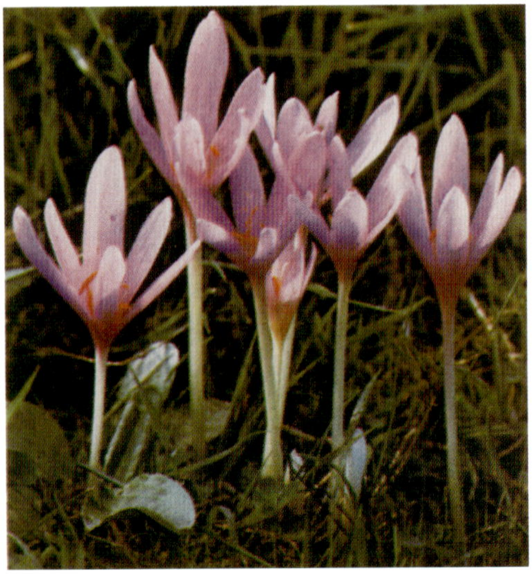

Abbildung 12: Herbstzeitlose (Colchicum autumnale), auch Wiesensafran, Nackte Jungfer, Herbstlilie oder Kuheuter genannt[52]

Die Herbstzeitlose (Colchicum autumnale) blüht im September und Oktober auf feuchten Wiesen, oft in großer Anzahl. Die in Europa beheimatete Pflanze gehört zu den Liliengewächsen und entwickelt eine bis drei blaßviolette, blatt- und stengellose Blüten, die sich nur bei Sonnenlicht öffnen. Die trichterförmige Blütenkrone bildet nach unten hin eine Röhre, die bis zu der zwischen 15 und 20 cm tief in der Erde befindlichen Knolle reicht. Nach einer kurzen Blütezeit sterben die oberirdischen Teile der Pflanze ab. Erst im Frühjahr des folgenden Jahres treibt sie Blätter, in deren Mitte sich die später braune Kapselfrucht entwickelt. Ihre bis drei Millimeter großen Samen werden hauptsächlich durch Ameisen verbreitet.

Nicht zu verwechseln mit der Herbstzeitlosen ist ein enger Verwandter des Krokus: Der ebenfalls zu den Liliengewächsen zählende Safran (Crokus sativus), dessen fliederfarbene Blüte eine orangerote Narbe enthält, die als Färbemittel und als teures Küchengewürz früher viel verwendet wurde.

*****

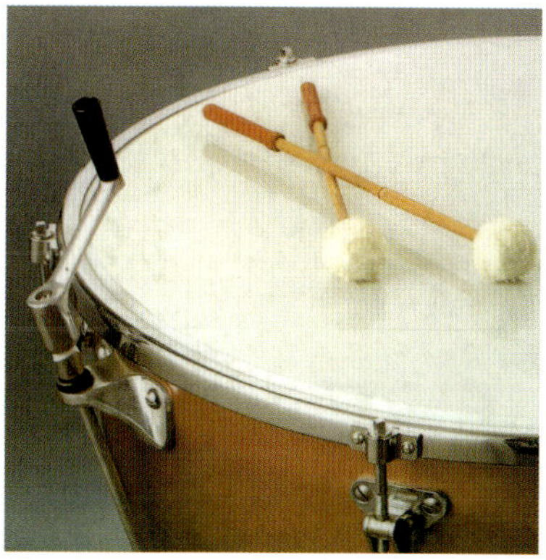

Abbildung 13: Trommelschlegel

Trommelschlegel (engl. drumsticks) sind für den Schlagzeuger (drummer) ein wichtiges Requisit. Typisch für diese Schlegel ist eine Verdickung an dem „distalen“ Ende, wie in Abbildung 13 dargestellt.

Ein ähnliches Aussehen zeigen die sogenannten Trommelschlegelfinger, auch digiti hippocratici genannt. Charakteristisch für sie ist eine rundliche Auftreibung der Endphalangen (Fingerendglieder) durch Hyperplasie und Hypertrophie von Weichteilen und Periost.[112] Oft treten sie zusammen mit Uhrglasnägeln und Trommelschlegelzehen bei chronischer Sauerstoffminderversorgung auf infolge von Herz- und Lungenleiden (z.B. bei angeborenen Herzfehlern mit Rechts-Links-Shunt, Pulmonalsklerose, Brochiektasen, Lungenemphysem). Abbildung 14 zeigt das Selbstporträt des Malers Dick Ket, der an einem angeborenen Herzfehler litt[73] und bei dem die Trommelschlegelfinger sowie Uhrglasnägel zu sehen sind.

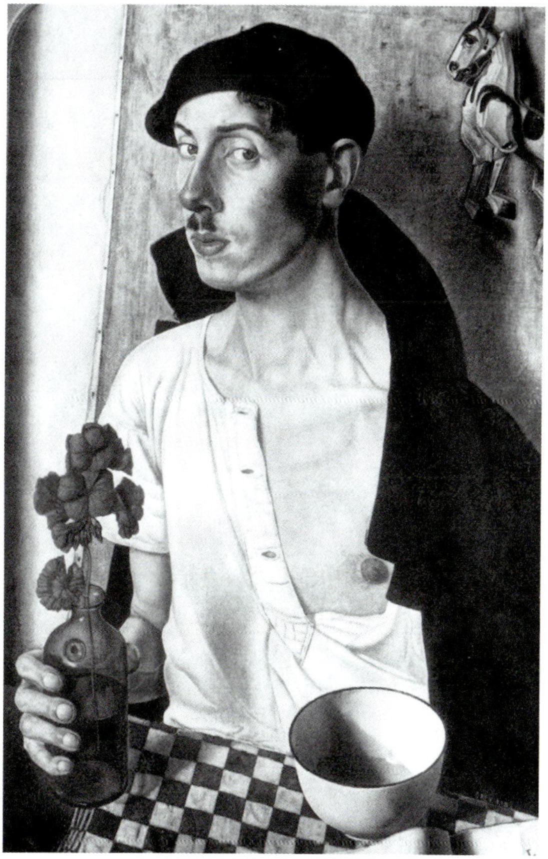

Abbildung 14: Selbstbildnis des holländischen Malers Dick Ket (1902–1940): Deutlich sind Zeichen eines angeborenen Herzfehlers zu erkennen, der ihm mehr und mehr zusetzte. Museum Boijmans – van Beuningen, Rotterdam[73]

An einzelnen Kernsegmenten der neutrophilen Granulozyten findet sich bei gesunden weiblichen Personen in über 3%, bei Männern in weniger als 1% dieser Zellen ein trommelschlegelförmiger Chromatinanhang (= Geschlechtschromatin), bestehend aus einem Kopfteil und einer dünnen Verbindung zum Kern, der sogenannte drumstick (Abbildung 15).

Der Nachweis erfolgt durch eine May-Grünwald-, Giemsa- oder Pappenheim-Färbung.[112)] Es handelt sich bei dem „drumstick“ um ein inaktiviertes, kondensiertes X-Chromosom, das sich auch in anderen Körperzellen findet und Barr-Körperchen genannt wird. Dieses wird beim weiblichen Geschlecht von einem

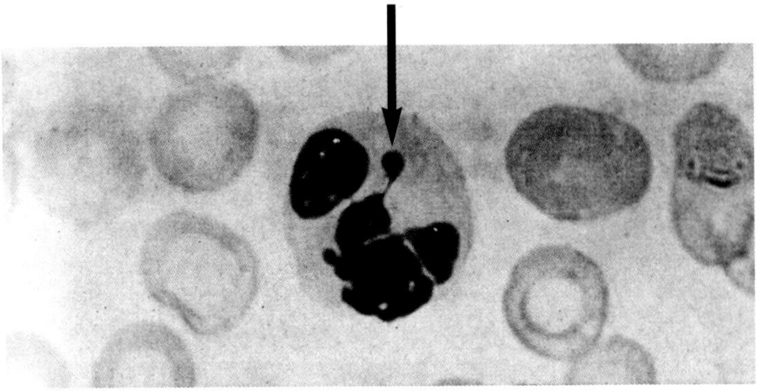

Abbildung 15: Pfeil auf „drumstick“ (= trommelschlegelförmiger Chromatinanhang) beim neutrophilen Granulozyten; 1750fache Vergrößerung[32)]

der beiden X-Chromosomen gebildet. Zur Geschlechtsbestimmung verwendet man heute vorwiegend Mundschleimhautabstriche und Haarwurzeln. In den darin enthaltenen Körperzellen liegt das Barr-Körperchen in Form eines 0,5–1 μm großen Chromatinteilchens der Kernmembran von innen ohne erkennbare Ausstülpung an.

Die Trommelschlegelform findet sich auch beim Clostridium tetani (Abbildung 16), dem Erreger des Wundstarrkrampfes (= Tetanus). Dieses anaerobe, grampositive Stäbchen ist ca. 2,4 bis 5 μm lang, 0,5 bis 1,1 μm breit und kommt ubiquitär vor, besonders im Darm von Tieren und Menschen sowie in der Erde.[22)] Die mikroskopische Diagnose aus gefärbten Präparaten ist nicht zuverlässig, da auch andere Clostridien endständige Sporen bilden und einige Stämme von C. tetani die typische Trommelschlegelform nicht ausbilden. Der Tierversuch an Meerschweinchen oder Maus („Robbenstellung“) dient vor allem dem Nachweis des Tetanustoxins, die Tetanusbazillen selbst können nur schwer und selten aus dem Gewebe nachgewiesen werden.

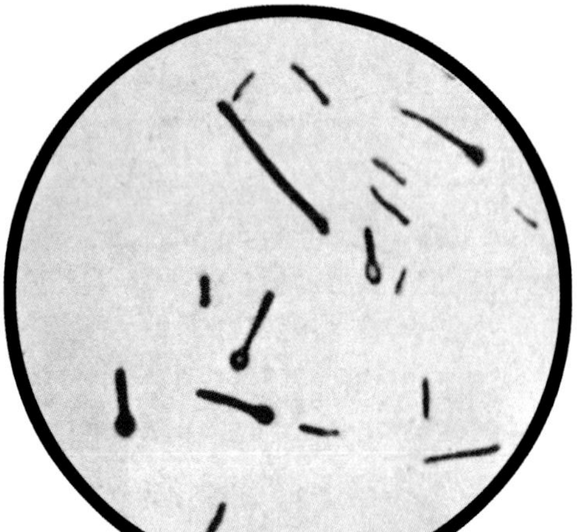

Abbildung 16: Clostridium tetani; schlanke, gerade Stäbchen, oft mit runden, endständigen Sporen (Trommelschlegelform)[151)]

*****

Chemie

Die folgenden Merksätze bringen die ersten 18 Elemente des **Periodensystems** (ohne Nebengruppen) in die richtige Reihenfolge (Übersicht 3):

He, **he**,
lieber **Be**b**o**! **C**omische **N**ase **o**hne **f**este **Ne**igung!
Na, **mag**st **al**le **si**lbernen **P**okale **s**ehen, **cl**everer **Ar**gonaut?

Alternative für die 2. Periode:

Liebe **Be**ate, **B**oris **c**ommt **n**icht **o**hne **f**rische **Ne**lken!

Übersicht 3: Ausschnitt aus dem Periodensystem

1 H							2 He
3 Li	4 Be	5 B	6 C	7 N	8 O	9 F	10 Ne
11 Na	12 Mg	13 Al	14 Si	15 P	16 S	17 Cl	18 Ar

*****

Die überraschende Beobachtung oszillierender chemischer und biochemischer Reaktionen löste Anfang der sechziger Jahre des 20. Jahrhunderts ein außerordentliches Interesse aus. Diese periodischen Reaktionen nach Art einer **„chemischen Uhr“** bilden die Grundlage der „inneren Uhr“ von Organismen[75] und geben einen bestimmten Rhythmus vor. Bekannt ist beispielsweise der Schlaf-Wach-Rhythmus und der zirkadiane Rhythmus von Hormonen wie z.B. beim Kortisol, dessen Konzentration im Blut des Menschen um Mitternacht am niedrigsten ist und zwischen 6 und 8 Uhr ein Maximum erreicht. Auch die Schmerzempfindlichkeit unterliegt einer Periodik: Zwischen 14 und 15 Uhr ist man am wenigsten schmerzempfindlich. Folglich sollte man seinen Zahnarzttermin auf den Nachmittag legen!

Im Sinusknoten des Herzens wird eine „chemische Uhr“ vermutet, die den Herzschlag triggert. Ein anschauliches Beispiel einer solchen Uhr liefert die Briggs-Rauscher-Reaktion, deren Herstellungsrezept im Folgenden angegeben wird.[107] Sie ist eine Variante der bekannten Belousov-Zhabotinskii-Reaktion und kann z.B. im Rahmen eines Chemie-Praktikums durchgeführt werden. Cave: Einige der angeführten Chemikalien sind Säuren bzw. Oxidationsmittel. Jeder Hautkontakt ist deshalb zu vermeiden!

Als erstes müssen 3 Gläser mit den angegebenen Substanzen gefüllt werden.

Glas 1: 100 ml 3,6 molare Lösung von Wasserstoffperoxid (H_2O_2).

Glas 2: 4,3 g Kaliumjodat (KJO_3) und 1,6 g Perchlorsäure ($HClO_4$) mit destilliertem Wasser (Aqua dest.) auffüllen auf 100 ml. (Statt KJO_3 kann auch 3,8 g $NaJO_3$ genommen werden).

Glas 3: 30 mg Stärke, 1560 mg Malonsäure ($CH_2(COOH)_2$) und 3,4 g Mangan(II)Sulfat ($MnSO_4$) ebenfalls mit destilliertem Wasser auffüllen auf 100 ml.

Anschließend werden gleiche Mengen aller 3 Komponenten in ein weiteres Glas geschüttet. Umrühren – fertig!

Die Farbe der Lösung wechselt zwischen durchsichtig und dunkelblau hin und her bis sich ein Gleichgewicht eingestellt hat. In langen Reagenzgläsern lassen sich mitunter sogar „chemische Wellen" erkennen, die nach oben und unten wandern. Bei den feinen Bläschen handelt es sich übrigens um Kohlendioxid (CO_2), das während der Reaktion entsteht.

*****

Alfred Nobel und das Nitroglycerin

Der am 21. Oktober 1833 in Stockholm geborene Ingenieur, Chemiker und Großindustrielle **Alfred Nobel** (Abbildung 17) gilt als Erfinder des Dynamits. Dieses Nitroglycerin-Gemisch ließ er 1867 als Sprengstoff patentieren.

Der Chemiker Ascanio Sobrero (Abbildung 18) hatte bereits im Jahre 1847 in Turin die Darstellung des hochexplosiven **Nitroglycerins** entwickelt. Dieser Salpetersäureester des Glycerins (Abbildung 19) stellt eine ölige Flüssigkeit dar, die entsteht, wenn man 1 Teil Salpetersäure (HNO_3) und 2 Teile Schwefelsäure (H_2SO_4) mischt, kühlt und tropfenweise Glycerin (1,2,3-Propantriol) hinzugibt.[*)] Wird diese Emulsion dann ins Wasser gegeben, befindet sich das schwerere, farblose Nitroglycerin in der unteren der zwei sich ausbildenden Phasen.[**)]

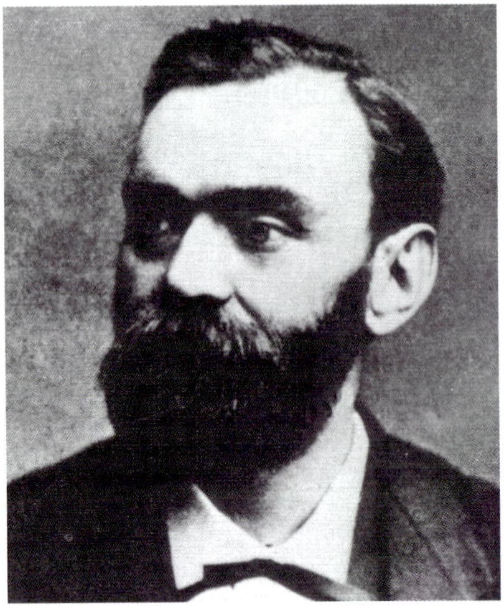

Abbildung 17: Alfred Bernhard Nobel (1833–1896) um das Jahr 1880, gilt als Erfinder des Dynamits. Er sah sich ungern auf Fotos und Gemälden verewigt[100)]

Ganz nach Art der Chemiker des 19. Jahrhunderts hatte Sobrero davon geschmeckt. Er beschrieb es als sehr aromatisch und von süßlichem Geschmack. Ein Tropfen davon auf der

---

*) Verschiedene Salpetersäure-Schwefelsäure-Mischungsverhältnisse sind bekannt

**) Vor einer Nachahmung dieses Experimentes sei ausdrücklich gewarnt! Die Emulsion ins Wasser zu geben ist sehr gefährlich, da eine enorme Wärmemenge frei wird, die zur Explosion des Nitroglycerins führen kann!

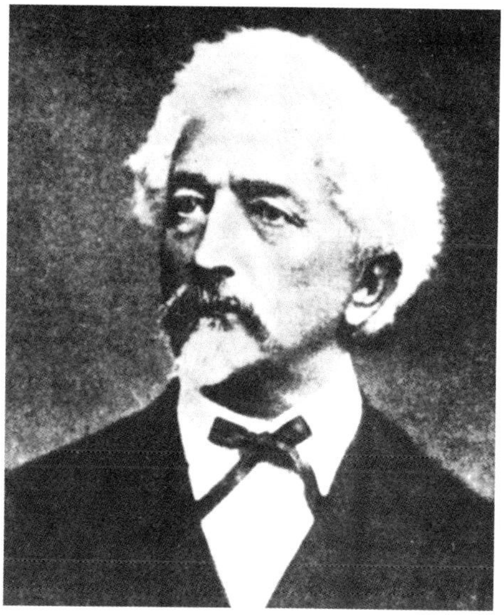

Abbildung 18: Der Arzt und Chemiker Ascanio Sobrero (1812–1888) entdeckte das Nitroglycerin[100]

Zunge löste bei ihm einen migräneartigen Kopfschmerz aus, er bekam heftiges Herzklopfen und Schwäche in den Beinen. Sobrero berichtete: *„Ein Tropfen wurde in einem Reagenzglas erhitzt und explodierte dabei mit solcher Heftigkeit, daß Glasscherben mich tief in Gesicht und Hände schnitten und auch andere verletzten, die in einiger Entfernung im Zimmer standen.“*[140] Explosivstoffe reagieren bei Erwärmung oder mechanischer Einwirkung sehr heftig. In einer stark exothermen Reaktion entstehen große Mengen heißer Gase, die einen viel größeren Raum einnehmen als der ursprüngliche Sprengstoff selbst. Dadurch baut sich in kürzester Zeit ein sehr starker Explosionsdruck auf, der auch den Knall verursacht.[30]

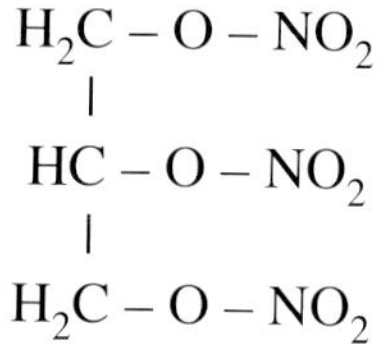

Abbildung 19: Strukturformel des von Sobrero entdeckten Sprengöls. Eine Nitrat-Verbindung, die üblicherweise, aber nicht korrekt, „Nitroglycerin“ genannt wird; 1,2,3-Propantrioltrinitrat, Summenformel $C_3H_5N_3O_9$

Später waren auch den Arbeitern in Nobels Sprengstoffabrik die beschriebenen Symptome bekannt. Ihre typische Berufskrankheit war der permanente Kopfschmerz aufgrund der schadstoffhaltigen Luft am Arbeitsplatz, wie sich bald herausstellte.

Sobrero hatte zwar das Nitroglycerin entdeckt, doch Nobel gelang die praktische Nutzung als Sprengstoff. Es mußte lediglich die Explosivität bei der Handhabung vermindert werden. Nobel reichte u.a. ein Patent ein, nach welchem diesem Sprengöl Methylalkohol (Methanol) zugefügt wird. Nach jedem Transport mußte anschließend jedoch der Alkohol wieder entfernt werden, wobei dieser gefährliche Sprengstoff erneut anfiel. Nobel mischte daraufhin das äußerst stoßempfindliche Nitroglycerin mit Kieselgur, eine Art poröser Sand, wodurch es fast jeder Erschütterung stand hielt, jedoch reduzierte sich dadurch auch die Sprengkraft um etwa ein Viertel. Sie war aber trotzdem noch fünfmal stärker als die des Schwarzpulvers. Er nannte dieses Gemisch Dynamit von dynami (griech.) Kraft. Dieses Patent bildete die Grundlage für Nobels enormen Reichtum. Der 1882 fertiggestellte und 15 km lange Sankt-Gotthard-Tunnel ist beispielsweise entstan-

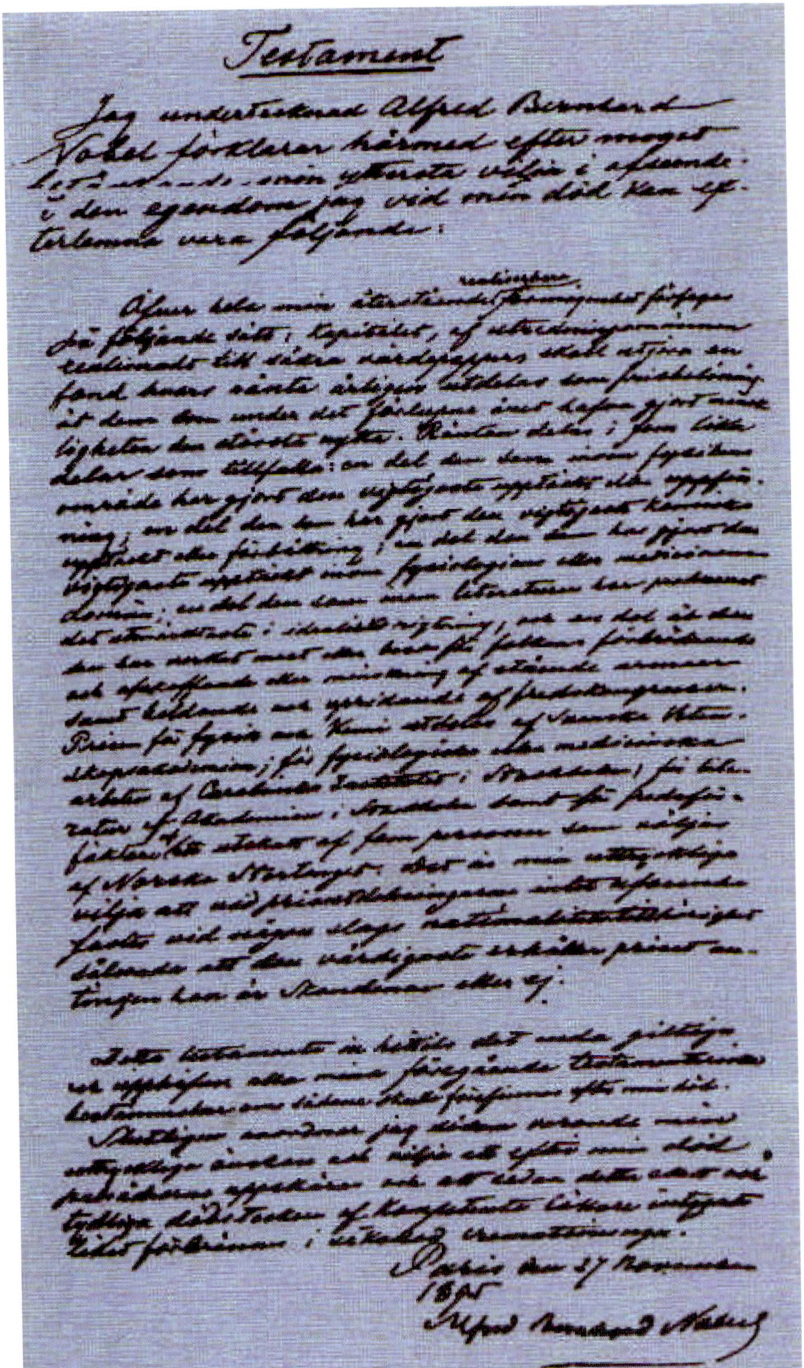

Testament

Jag undertecknad Alfred Bernhard Nobel förklarar härmed efter moget betänkande min yttersta vilja i afseende å den egendom jag vid min död kan efterlemna vara följande:

Paris den 27 November 1895

Alfred Bernhard Nobel

Abbildung 20: Das handschriftliche Testament Alfred Nobels vom 27. November 1895, abgefaßt in schwedischer Sprache[100)] den Dank des Dynamits. Der Bergbau, der bis dahin mühsam und beschwerlich war, wurde durch das Dynamit revolutioniert.

Nobel experimentierte noch weiter: Die knetbare Sprenggelatine, ein Gemisch aus Nitroglycerin und Kollodiumwolle (schwach nitrierte Cellulose), besitzt größere Sprengkraft als das Dynamit und außerdem noch mehr Sicherheit beim Umgang. Eine weitere Entwicklung war das Ballistit, ein Gemisch aus Nitroglycerin und Schießbaumwolle (hoch nitrierte Cellulose). Dieses raucharme Schießpulver bedeutete eine weitere Revolution, denn bei dem bisher benutzten Schwarzpulver entstand durch die Verbrennung sehr viel Rauch, beim Ballistit entsteht nur etwas Wasserdampf!

Alfred Nobel, auf dessen Namen insgesamt 355 Patente eingetragen wurden, starb am 10. Dezember 1896. In seinem Testament (Abbildung 20) verfügte er, ein Jahr vor seinem Tod, daß aus den jährlichen Zinsen seines Vermögens fünf Preise vergeben werden an Personen, die *in dem Jahr der Menschheit den größten Verdienst im Bereich der Medizin, Physik und Chemie gebracht haben.* Wegen seiner Liebe zur Literatur verfügte er weiter, solle auch derjenige einen Preis erhalten, der *innerhalb der Literatur das herausragendste Werk mit idealistischer Tendenz geschaffen hat.* Und wegen seiner Sorge um den Weltfrieden auch derjenige, der *am herausragendsten als Verfechter des Friedens gearbeitet hat.*

Seit 1901 werden in der Regel jährlich am 10. Dezember, dem Jahrestag seines Todes, die **Nobelpreise** für Physik und Chemie von der Königlichen Schwedi-

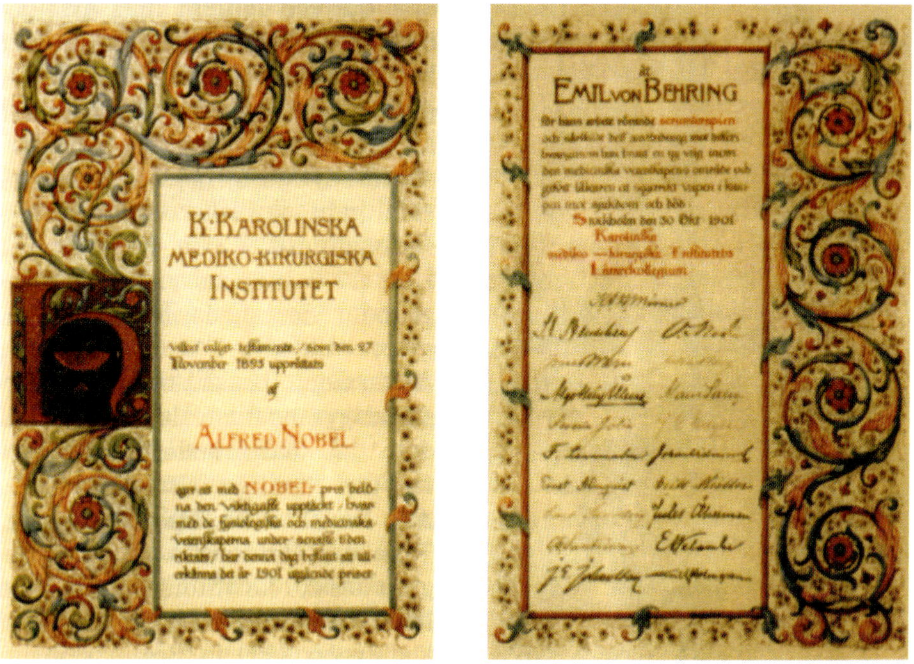

Abb. 21: Emil von Behring ist der erste Nobelpreisträger im Bereich Medizin oder Physiologie. Der Deutsche wurde 1901 für seine Forschungen in der Serumtherapie geehrt[62]

schen Akademie der Wissenschaften in Stockholm verliehen. *Vom Karolinska Mediko-Kirurgiska Institutet Stockholm werden,* so sein letzter Wille, *die Preisträger für Medizin oder Physiologie ausgewählt* (Abbildung 21). Nobel war sehr an der Physiologie interessiert, zudem galt ihm die experimentelle Physiologie als eigentliche wissenschaftliche Basis der Medizin – deshalb seine Differenzierung: Medizin oder Physiologie.[117)]

Den Literaturpreis vergibt die Schwedische Akademie in Stockholm. Gemäß seinem Testament wird als Einziger der Friedensnobelpreis am gleichen Tag traditionell von dem Norwegischen Parlament, dem Storting, in Oslo verliehen.

Von der Königlichen Schwedischen Akademie der Wissenschaften wird seit 1969 auch ein Preis für Wirtschaftswissenschaften vergeben, gestitet von der Schwedischen Reichsbank aus Anlaß ihres 300jährigen Bestehens zum Andenken Alfred Nobels.

Eine Ironie des Schicksals: Im Alter bekam Nobel Nitroglycerin zur Besserung seiner pectanginösen Herzbeschwerden verordnet. *„Sie nennen es zwar Trinitrin, aber doch wohl nur, um die Apotheker und die Patienten nicht zu erschrecken ...“* berichtete er im Oktober 1896. Gewürzt mit geistreicher Selbstironie schrieb er nur drei Wochen vor seinem Tod in einem Brief an Bertha von Suttner, die 1905 den Friedensnobelpreis erhalten sollte: *„Ich, der ich kein fühlendes Herz habe, habe nun ein organisches, eines, das ich spüre“.*[140)]

Die Wirksamkeit von Nitrat-Verbindungen bei Angina pectoris ist seit über 100 Jahren bekannt.[26)] Auch heute noch ist Nitroglycerin, stark verdünnt in alkoholischer Lösung, das Mittel der ersten Wahl z.B. als Pumpspray zur sublingualen Applikation. Es entlastet das Herz und führt so zur raschen Schmerzfreiheit; Luftnot und das Engegefühl in der Brust bessern sich. Nitroglycerin kann, wie wir inzwischen wissen, über die Haut und noch besser über die Schleimhäute vom Körper resorbiert werden. Wir wissen auch, daß es aufgrund der zerebralen gefäßdilatierenden Wirkung den sogenannten **Nitrokopfschmerz** auslösen kann – eine unerwünschte Nebenwirkung, die bereits Sobrero beschrieb und auch Nobels Fabrikarbeitern bestens bekannt war. Behandeln wir also mit Sprengstoff? (Siehe unter „Angina pectoris und das Nitroglycerin“, Seite 84 ff.)!

*****

Biochemie

Bei den Aminosäuren lassen sich nicht essentielle und essentielle unterscheiden. Höher entwickelte Organismen können lediglich einen Teil der im Stoffwechsel benötigten Aminosäuren selbst herstellen: Die sogenannten nicht essentiellen Aminosäuren. (Mikroorganismen, Pflanzen und Pilze hingegen können ihren Bedarf vollständig durch Eigensynthese decken.)

Die **essentiellen Aminosäuren** müssen mit der Nahrung zugeführt werden, sie können nicht von tierischen Organismen durch Eigensynthese gebildet werden. Ein Merksatz faßt diese essentiellen Aminosäuren zusammen und erleichtert somit das Zuordnen sämtlicher Aminosäuren zur einen oder anderen Gruppe:

Valin	Val	(Valin)
leuchtet	Leu	(Leucin)
Isolde	Ile	(Isoleucin)
lüstern	Lys	(Lysin)
mit	Met	(Methionin)
traniger	Thr	(Threonin)
Pfunzel	Phe	(Phenylalanin)
die **Treppe**	Trp	(Tryptophan)
hinauf.	His	(Histidin)

Histidin gilt als „bedingt essentielle" Aminosäure, d.h. der erwachsene Mensch kann ohne Nahrungshistidin für kürzere Perioden ein Stickstoffgleichgewicht aufrechterhalten, wachsende Organismen benötigen jedoch Histidin.

*****

Unter den Vitaminen werden solche mit fett- (= lipid-) und solche mit wasserlöslichen Eigenschaften unterschieden. Es kann z.B. bei gestörter Lipidverdauung oder mangelhafter Lipidresorption infolge der ausbleibenden Resorption der **fettlöslichen Vitamine** trotz ausreichender Zufuhr zu Hypovitaminosen kommen. Wichtig ist es daher, die Löslichkeiten der einzelnen Vitamine zu kennen. So lassen sich die lipidlöslichen Vitamine zu dem Wort **„EDEKA"** zusammenfassen. Dazu gehören demnach die Vitamine E, D, K und A.

*****

Embryologie

Die befruchtete Eizelle wird als Zygote bezeichnet. Sie durchläuft eine Reihe weiterer Mitosen, so daß die Zellzahl schnell ansteigt. Die Zellen werden mit jeder Furchungsteilung kleiner und heißen Blastomeren. Wenn sich die Zygote wiederholt geteilt hat, bildet sich ein „Blastomeren-Haufen", der wie eine **Maulbeere** aussieht (s. Abbildung 23) und deshalb als **Morula** bezeichnet wird (Abbildung 22).

Der Maulbeerbaum (Morus) gehört zur Familie der Maulbeergewächse (Moraceae) und kommt auch in Europa vor. Die weiße Maulbeere ist ursprünglich in

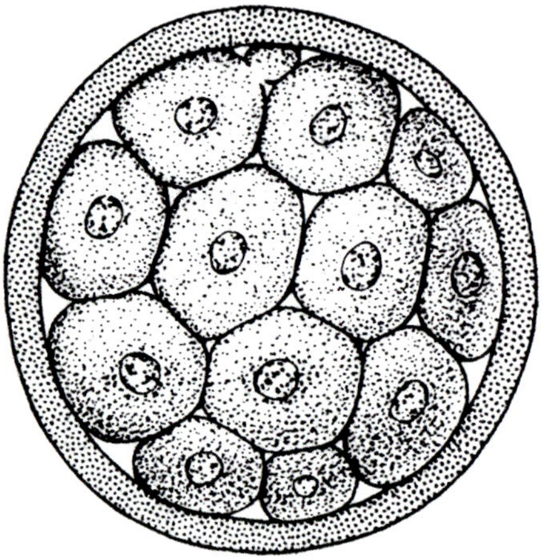

Abbildung 22: Schematische Darstellung der Morula[76] (Dim. zu lat. morum = Maulbeere)

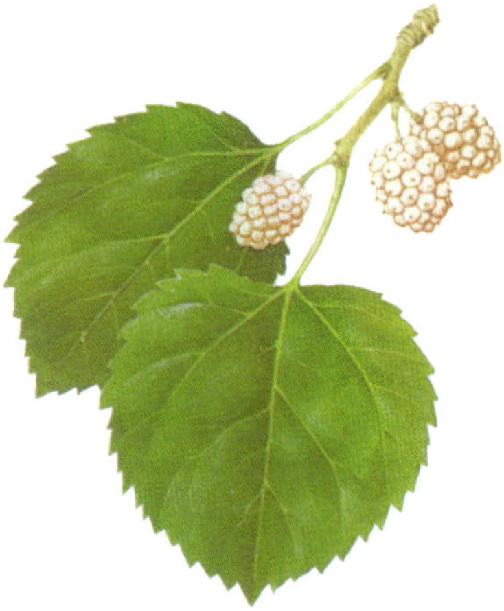

Abbildung 23: Früchte der weißen Maulbeere[69] (Morus alba)

China beheimatet. Die Pflanze wird von Seidenraupenzüchtern gern als Futtermittel eingesetzt. Die „Früchte“ des Baumes sind eßbar, im Geschmack etwas fad und in Wirklichkeit Fruchtstände, also viele mehr oder weniger eng zusammenstehende Einzelfrüchte, wie z.B. Steinfrüchte in der Himbeere. Die schwarze Maulbeere (Morus nigra) hingegen ist in Westasien heimisch und vor allem in Südeuropa weit verbreitet. Sie schmeckt bis zur Reife sehr sauer, ist danach allerdings von angenehmem Aroma. Der Baum kann bis etwa 12 m Höhe erreichen, der weiße Maulbeerbaum wird bis etwa 15 m hoch. Die Blütezeit ist bei beiden im Mai.

*****

Der Kern einer Sache, das, worauf es ankommt, ist **der springende Punkt**, im Lateinischen „das punctum saliens“. Diese Redensart geht zurück auf den griechischen Philosophen und Naturforscher Aristoteles (384–322 v. Chr.), der in der „Historia animalium“ (6. Buch, 3. Kapitel) davon spricht, daß sich nach drei Tagen im Weißen des Hühner-Eies das Herz des werdenden Vogels „als ein Blutfleck“ anzeige; es „hüpfe und springe wie ein Lebewesen“ (nachzulesen z.B. unter 7, 51). Theodoro Gaza, ein griechischer Priester (1399–1478) übersetzte dieses mit: „quod punctum salit iam et movetur ut animal“[51], woraus dann „das punctum saliens“ wurde. Aus der ursprünglichen Bedeutung „Punkt, in der die spätere Entwicklung des Wesens beschlossen liegt“ oder auch „Kernpunkt des Lebens“, wurde dann: „der Punkt, auf den alles ankommt“[20] oder, wie der berühmte deutsche Komiker Heinz Erhardt sagte, „das hüpfende Komma“.

Etwa um den 21. Tag beginnt beim Menschen die Herzanlage nach Vereinigung der Endokardschläuche, die aus sogenannten Blutinseln hervorgegangen sind, zu schlagen. (Die Altersangabe rechnet vom Tag der Ovulation an [Mitte des Zyklus]. Dies ist in der Embryologie üblich, da genauer. Cave: Die Dauer der

Schwangerschaft wird in der Praxis bereits früher, nämlich vom ersten Tag der letzten Regelblutung an gerechnet und ist damit um zwei Wochen gegenüber den in der Embryologie genannten Altersangaben verschoben!)

*****

Anatomie

Anfänglich ist die Zuordnung von **Harnleiter** und **Harnröhre** zu den anatomischen Bezeichnungen **Ureter** und **Urethra** verwirrend. Einfacher läßt es sich durch folgende Eselsbrücke einprägen:

Harnlei**ter** – (griech.) Ure**ter**,
Harnrö**hr**e – (griech.) Uret**hr**a.

Die beiden Harnleiter (Ureteren) verbinden die jeweilige Niere mit der Harnblase. Sie sind etwa 30 cm lang und 3–7 mm im Durchmesser. Im Verlauf überkreuzt der Ureter die A. iliaca communis und unterkreuzt beim Mann den Ductus deferens, bei der Frau die A. uterina.

Die Harnröhre ist der Ausführungsgang der Blase und beim Mann 20–25 cm lang. Ab der Einmündung des Ductus ejaculatorius dient die Urethra masculina gleichzeitig als Samenweg. Die Harnröhre der Frau (Urethra feminina) ist mit 2,5–5 cm wesentlich kürzer.

*****

Für den Ungeübten ist es anfänglich oft schwierig, am Unterarm **Elle** (Ulna) und Speiche (Radius) richtig zu benennen. Es ist aber kein Problem mehr, wenn man sich kurz klar macht, daß früher die Elle eine **Maßeinheit** war, und die Länge z.B. eines Bandes oder Tuches durch Auflegen und Abgreifen mit Hilfe des Unterarms (Elle) bestimmt wurde. Dabei **liegt** also die **Ulna** der zu messenden Sache **auf,** sie befindet sich also auf der Kleinfingerseite. Folglich ist der nicht aufliegende Knochen der Radius.

*****

Es ist wichtig zu wissen, ob sich bei der Pronations- und Supinationsbewegung der Hand die Ulna (Elle) um den Radius (Speiche) dreht oder umgekehrt. Merke folgenden Reim:

Die Ulna
bleibt starr.

Die Speiche dreht sich also um die Elle!

*****

Die **Handwurzelknochen** (Abbildung 24) lassen sich mit Hilfe des folgenden Merksatzes einprägen:

Ein Kahnbein fährt im Mondenschein
im Dreieck um das Erbsenbein,
Vieleck groß und Vieleck klein,
der Kopf, der muß am Haken sein.

Kahnbein = Os scaphoideum (1) (früher Os naviculare genannt)

Mondbein = Os lunatum (2)

Dreiecksbein = Os triquetrum (3)

Erbsenbein = Os pisiforme (4)

großes Vielecksbein = Os trapezium (5)

kleines Vielecksbein = Os trapezoideum (6)

Kopfbein = Os capitatum (7)

Hakenbein = Os hamatum (8) (es besitzt als Fortsatz den nicht abgebildeten Hamalus ossis hamati)

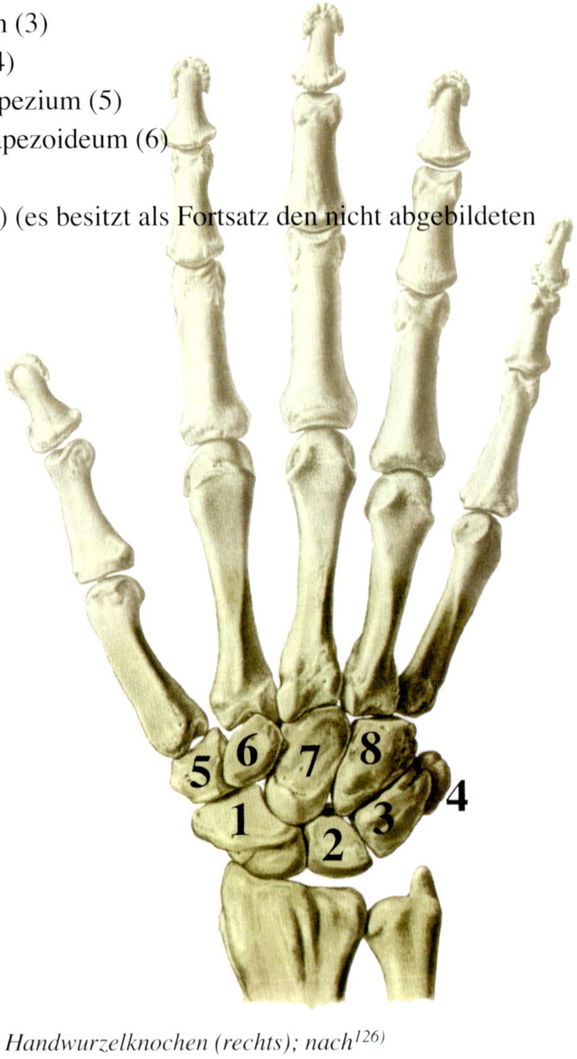

Abbildung 24: Dorsalansicht der Handwurzelknochen (rechts); nach[126)]

*****

Die **Fußwurzelknochen** (Abbildung 25) lassen sich mit Hilfe des folgenden Merksatzes einprägen:

Das Sprungbein und das Fersenbein,
die wollen in den Kahn hinein
und bringen drei Keile fein
zum Würfelbein.

Sprungbein = Talus (1)
Fersenbein = Calcaneus (2)
Kahnbein = Os naviculare (3)
mediales Keilbein = Os cuneiforme mediale (4)
mittleres Keilbein = Os cuneiforme intermedium (5)
laterales Keilbein = Os cuneiforme laterale (6)
Würfelbein = Os cuboideum (7)

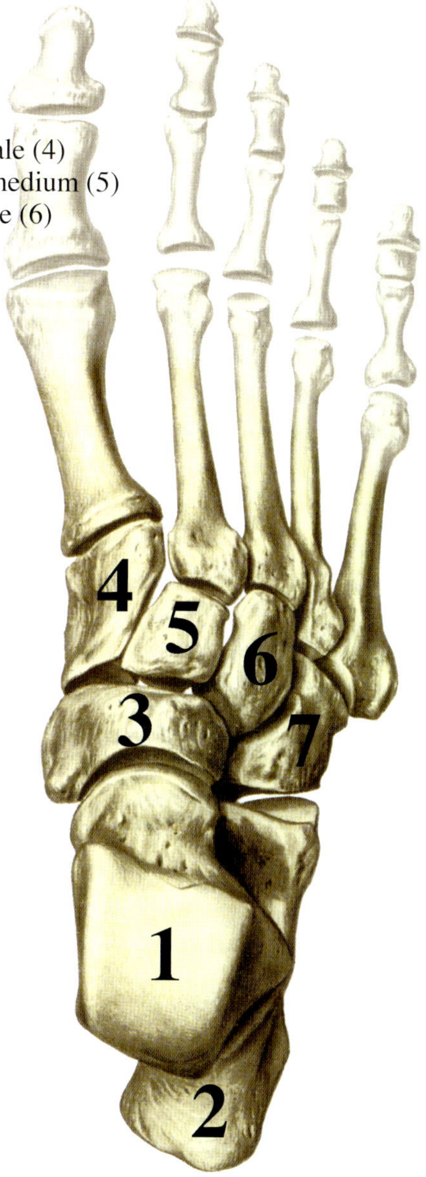

Abbildung 25: Dorsalansicht der Fußwurzelknochen (rechts); nach[126)]

*****

Am proximalen **Oberarm** (Humerus) unterscheidet man das Tuberculum majus (1) und minus (2) (Abbildung 26). Eselsbrücke:

Außen (**la**teral) sitzt das Tuberculum m**a**jus (1),
innen (med**i**al) das Tuberculum m**i**nus (2).

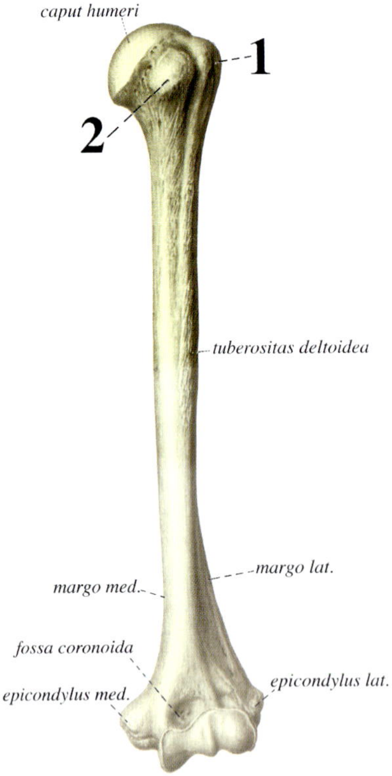

Abbildung 26: Linker Humerus, Ansicht von ventral; nach[126)]

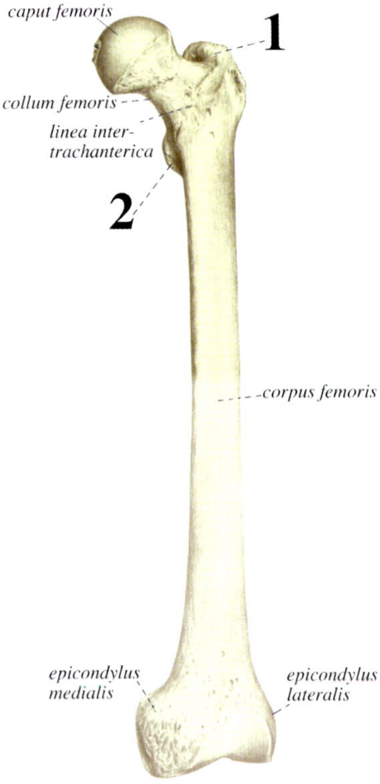

Abbildung 27: Linker Femur, Ansicht von ventral; nach[126)]

Am proximalen **Oberschenkel** (Femur) wird der Trochanter major (1) und minor (2) unterschieden (Abbildung 27). Merke:

Außen gibt es den Trochanter m**a**jor (1),
innen den Trochanter m**i**nor (2).

*****

Beim Neugeborenen und Säugling sind O-Beine eine physiologische Entwicklungsstufe, der gewöhnlich eine Phase geringer Überkorrektur folgt, die schließlich in die definitive leichte X-Stellung des Erwachsenen übergeht. Für **O-Bein** lautet die medizinische Fachbezeichnung **Genu varum**, für **X-Bein Genu val-**

gum, nicht umgekehrt (Abbildung 28). Mit diesem Merksatz geht die Zuordnung der Begriffe leichter:

„Oh, warum hab' ich ein O-Bein?"

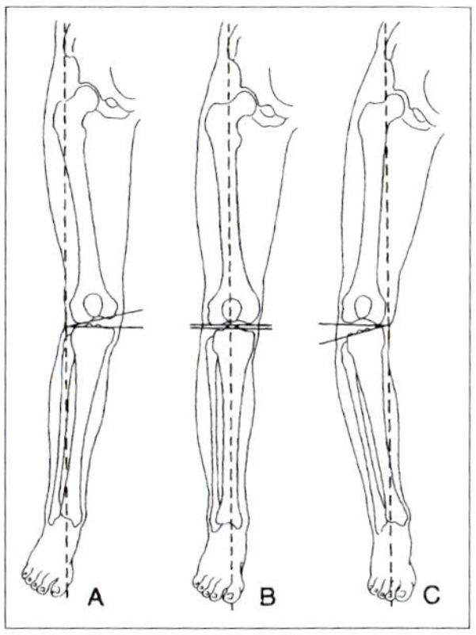

Abbildung 28: Lotlinie des Beines; A die Hauptbelastung liegt beim X-Bein (Genu valgum) im lateralen Kniegelenksbereich, B die Normalstellung, C die Hauptbelastung liegt beim O-Bein (Genu varum) im medialen Kniegelenksbereich[105)]

*****

Zwischen dem Vorhof (= Atrium) und der Herzkammer (= Ventrikel) liegt die AV-Klappe, die durch ihre Ventilfunktion den Blutfluß nur in eine Richtung zuläßt. Die linke, zweizipfelige wird Mitralklappe genannt oder kurz **Mitralis** (Valva mitralis, bicuspidalis = zweisegelig, da aus zwei segelförmigen Teilen bestehend), diejenige zwischen rechtem Vorhof und rechter Kammer Trikuspidalklappe (Valva trikuspidalis, aus drei Segeln bestehend) – kurz Trikuspidalis. Aufgrund der segelförmigen Teile werden sie auch als Segelklappen bezeichnet (Abbildung 29).

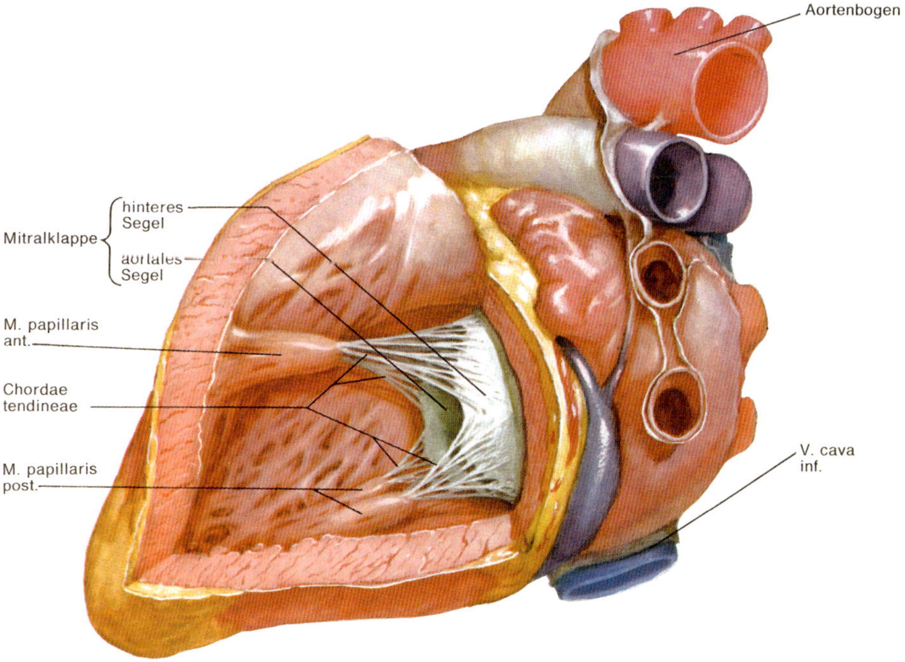

Abbildung 29: Blick auf die linke Segelklappe (Mitralis). Sie ähnelt wegen ihrer Zweizipfeligkeit einer Bischofsmütze[97)]

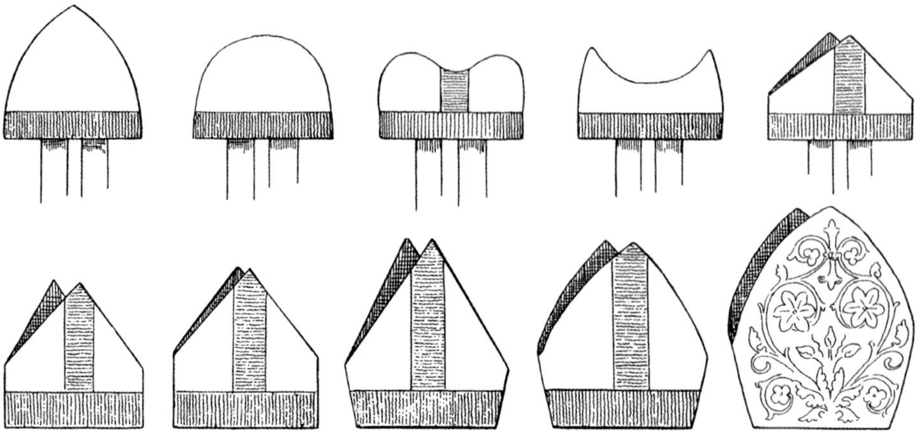

Abbildung 30: Evolution der Bischofsmütze = Mitra, 11. Jahrhundert bis heute[24)]

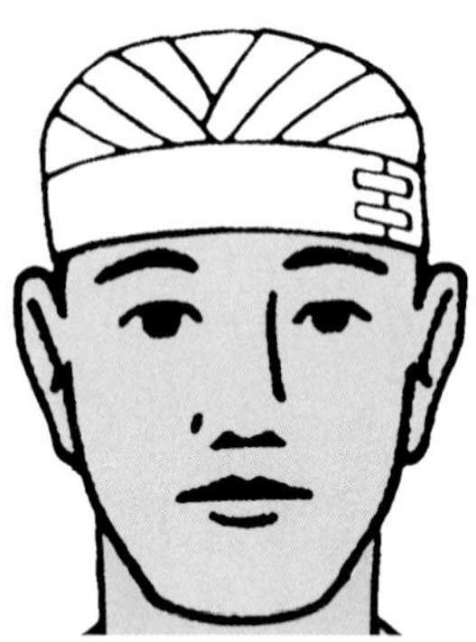

Abbildung 31: Mitra (hippocratis), haubenförmiger Kopfverband

Die Mitralis sieht wegen der Zweizipfeligkeit einer **Bischofsmütze** (Mitra) ähnlich. Mitra bedeutet (griech.) Kopf-, Stirn-, Leibbinde. Ursprünglich die Kopfbinde oder mützenartige Kopfbedeckung, die bei den orientalischen Völkern des Altertums als Zeichen der Herrscherwürde getragen wurde. Die katholische Geistlichkeit übernahm die Mitra als Symbol der Priesterwürde für ihre Bischöfe, Äbte und Pröbste.[71)] Zu Beginn des 11. Jahrhunderts wurde die ursprünglich als Rundkappe getragene Mitra immer höher gestaltet und erhielt im Laufe der Zeit ihre heute noch charakteristische Form (Abbildung 30).

Die haubenförmige **Mitra (hippocratis)** ist ein aus zwei einzelnen Binden entstandener Kopfverband (s. Abbildung 31). Die über den Scheitel laufende Binde wird in wechselseitigen V-förmigen Gängen angelegt, die jeweils vorn und hinten durch eine horizontale Tour gehalten werden.

*****

In der griechischen Mythologie war **Atlas** (Sohn des Titanen Japetos und Bruder des Prometheus) „ein Kind von gewaltiger Größe". Der Sage nach kämpfte er auf Seiten der alten Götter und wurde nach ihrer Niederlage von Zeus bestraft: Atlas mußte für alle Ewigkeit mit Kopf und Armen am Rande der Erde das Himmelsgewölbe stützen (Abbildung 32). Fast logisch erscheint es dann, daß auch der **1. Halswirbel** (Abbildung 33) Atlas genannt wird, weil von seinen zwei foveae articulares superiores der Schädel gleichsam getragen wird. Auch das Atlas-Gebirge im Nordwesten Afrikas soll seinen Namen deshalb haben, weil es das Himmelsgewölbe auf seinen Gipfeln „trägt".

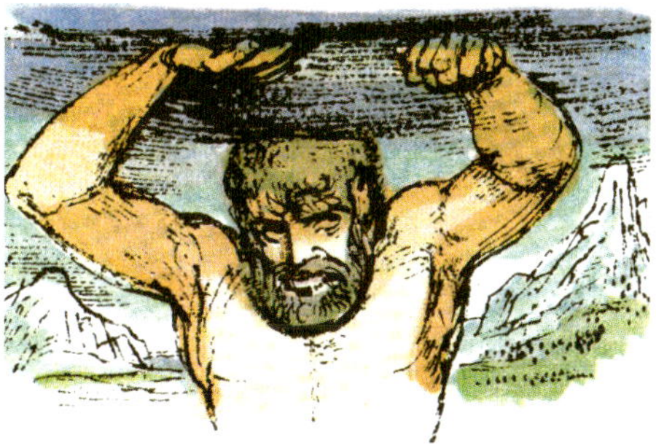

Abbildung 32: Atlas, Träger des Himmelsgewölbes[38)]

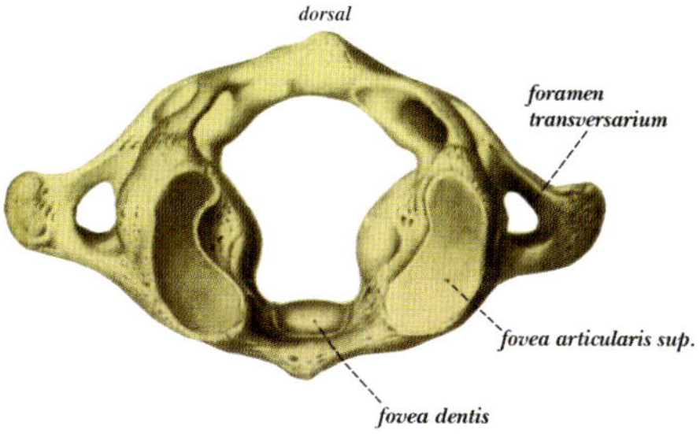

Abbildung 33: Atlas, der 1. Halswirbel in Kranialansicht[126)]

*****

Zum Nasenskelett gehört neben dem Nasenknorpel (Cartilago nasi) auch ein Knochen, der das untere Teilstück der knöchernen Nasenscheidewand bildet: das **Vomer**. Es handelt sich um einen unpaaren Deckknochen. Am Oberrand dieser senkrecht stehenden Knochenplatte weichen zwei kleine flügelförmige Fortsätze (Alae vomeris) auseinander und fassen einen Teil der Keilbeinhöhle zwischen sich. Nach ventral steht dieser Knochen mit dem knorpeligen Teil des Nasenseptums, im hinteren Bereich mit der Lamina perpendicularis des Os ethmoidale in Verbindung. Der freie, dorsal gelegene Hinterrand des Vomers trennt den hinteren Nasenbereich in die zwei Nasenhöhlen (s. Abbildung 34).

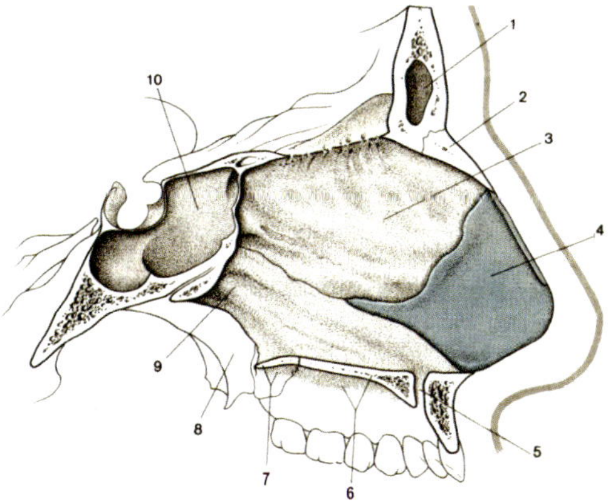

1 Sinus frontalis (Stirnhöhle)
2 Os nasale (Nasenbein)
3 Lamina perpendicularis des Os ethmoidale
4 Cartilago septi nasi
5 Canalis incisivus
6 Processus palatinus der Maxilla
7 Lamina horizontalis des Os palatinum
8 Lamina medialis des Processus pterygoideus
9 Vomer
10 Sinus sphenoidalis (Keilbeinhöhle)

Abbildung 34: Die Nasenscheidewand (Septum nasi); das Vomer ist Teil der medialen Wand der Nasenhöhle[50)]

Der Vorderrand dieses Knochens fällt schräg nach vorne ab (s. Abbildung 35). Der Ähnlichkeit mit einem **Pflugschar** (Abbildung 36) verdankt es seinen Namen **Pflugscharbein**.

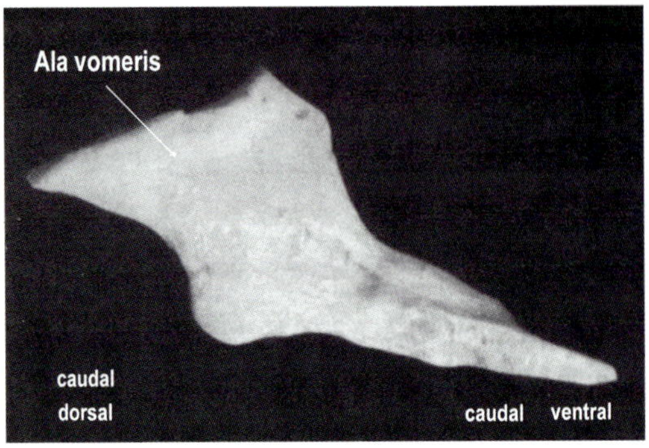

Abb. 35: Das Vomer (= Pflugscharbein) in der Ansicht von lateral.[108] Man beachte die Formvariabilität gegenüber Abbildung 34.

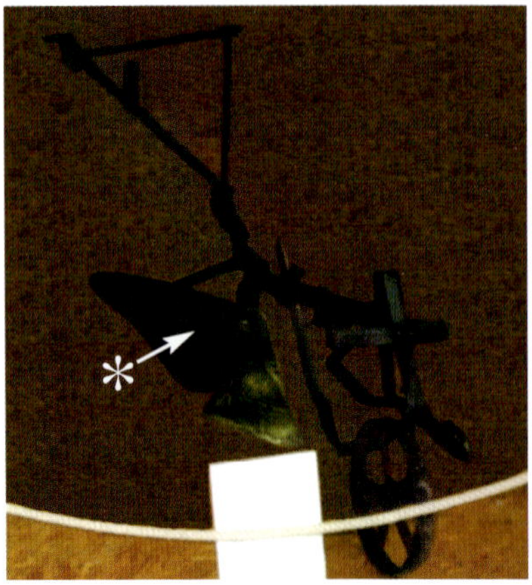

Abb. 36: Beetpflug um 1955 der Fa. Landsberg/Lech; das Aufbrechen und Wenden des Erdreiches war mit dem aus Eisen gefertigten Pflugschar (*) möglich

Anfänglich benutzte man im Ackerbau die Haken (Abbildung 37), die auch heute noch in einigen Gegenden der Erde verwendet werden. Mit diesen Geräten, deren Spitze zunächst aus Holz, später Stein und dann aus Metall war, wird die Oberfläche des Ackerbodens aufgebrochen und lediglich teilweise gewendet.

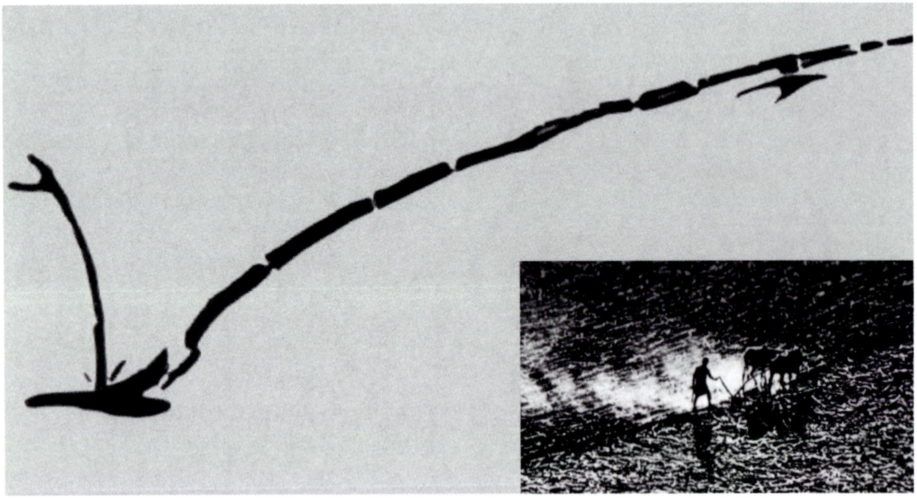

Abbildung 37: Gespanngezogener Jochsohlenhaken aus der Bronzezeit (Moorfund in Aurich, Nordwestdeutschland). Der Ackerboden läßt sich damit aufbrechen und beidseitig schwach häufeln bzw. nur teilweise wenden. Urgeschichts-Abteilung des Landesmuseums Hannover[120)]

Rechts: Weiterentwickelter Haken bei der Bestellarbeit; nach[120)]

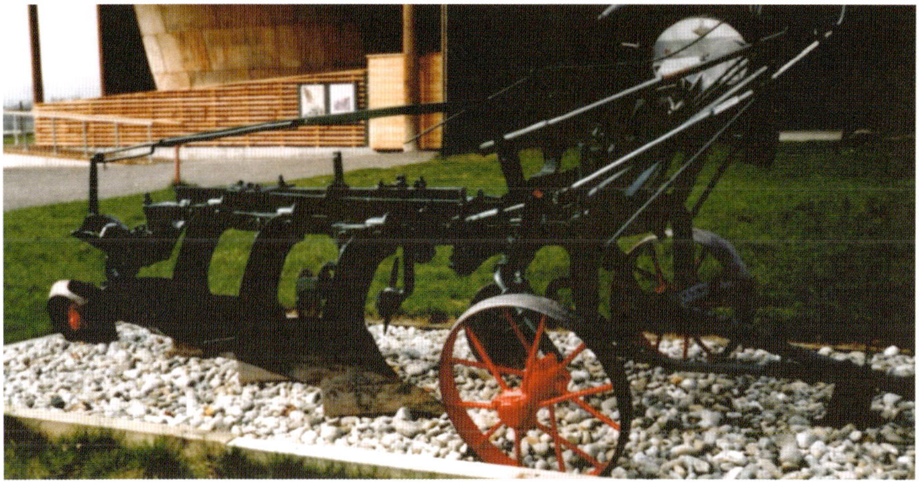

Abbildung 38: Dreischariger Pflug mit parallel versetzten Pflugscharen

Erst ab etwa dem Zeitpunkt Christi Geburt wurde das **Pflugschar** im Ackerbau eingesetzt, mit dem nun die Erdschollen zur Seite aufgeworfen und auch gewendet werden konnten (Abbildung 36). In der modernen Landwirtschaft wird es immer noch eingesetzt, das Zugpferd oder Rind vor dem Pflug ist jedoch von den motorisierten Traktoren abgelöst worden, und ein Pflug kann mit mehreren Pflugscharen nebeneinander bestückt sein (Abbildung 38).

Allen Haken und Pflügen gemeinsam ist das Aufbrechen der Erdkruste. Das lateinische Wort „vomere" bedeutet: aus- und erbrechen. **Vomitivum** ist der heute allerdings nicht mehr gebräuchliche pharmakologische Ausdruck für Brechmittel. Sie heißen nun Emetika, Antiemetika sind Antibrechmittel, das Erbrechen wird Emesis oder auch **Vomitus** genannt.

Bemerkenswert ist das im Bereich der senkrechten Knochenplatte des Vomers gelegentlich beim Menschen vorkommende **Jacobsonsche Organ** (= Organum vomeronasale), benannt nach dem dänischen Chirurgen und Anatom Louis Levin Jacobson (1783–1843). Es handelt sich um ein Rudiment eines phylogenetisch älteren Riechorgans, dessen Funktion bisher noch unklar ist.

Bei Amphibien, den meisten Reptilien und vielen Säugetieren stellt es ein spezialisiertes Geruchssinnesorgan dar, vor allem für die Aufnahme von Geruchsreizen über die Mundhöhle (Riechschmeckorgan). Beim Züngeln der Schlangen beispielsweise werden die Duftstoffe aus der Umgebung von der gespaltenen Zungenspitze bis direkt vor die Öffnung des mit Flüssigkeit gefüllten und gut mit Nerven versorgten Organs gebracht.[103)] Damit ist es der Schlange möglich, die Spur ihres Beutetieres zu verfolgen. Das Jacobsonsche Organ dient aber nicht allein dazu, die Beute zu finden, sondern spielt auch eine wichtige Rolle im Aufspüren geeigneter Überwinterungsquartiere, im Zusammenfinden der Geschlechter und im Erkennen des Partners in der Fortpflanzungszeit.[136)]

✢✢✢✢✢

Das derbe **Ligamentum hepatoduodenale** ist Teil des Omentum minus (kleines Netz) und erstreckt sich zwischen der Leberpforte und dem Duodenum (Abbildungen 39 und 40). Es bildet die Vorderwand des 2–3 cm breiten Foramen epiploicum (omentale), dem natürlichen Eingang zur Bursa omentalis, und enthält die in charakteristischer Weise angeordneten Leitungsbahnen der Leber: ventral den **Ductus choledochus**, in der Mitte die **A. hepatica propria** und dorsal die **V. portae** (Abbildung 40). Der Merksatz lautet:

Choleriker	Ductus **chole**dochus
helfen	A. **he**patica propria
Portugal.	V. **port**ae

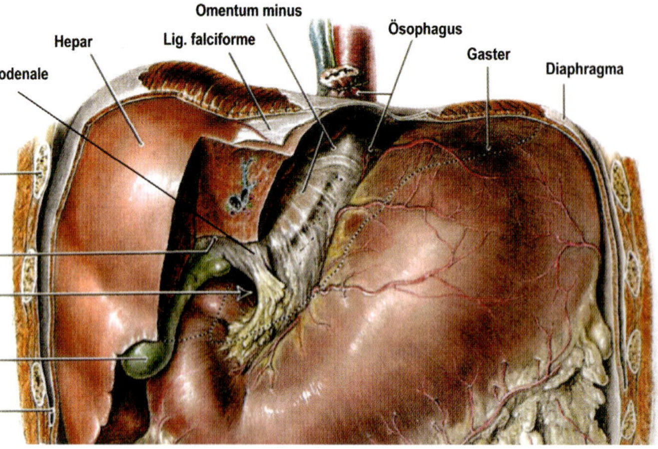

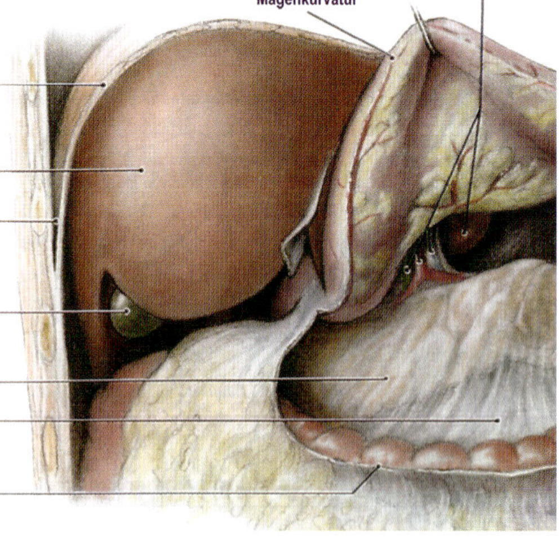

Abbildungen 39 und 40: Das Ligamentum hepatoduodenale enthält den Ductus choledochus, die A. hepatica propria und V. portae in charakteristischer Weise; nach[2)]

*****

Als Wadenmuskeln bezeichnet man den 2köpfigen M. gastrocnemius und den M. soleus. Diese Muskeln inserieren mit einer gemeinsamen Sehne, der sogenannten **Achillessehne**, am Tuber (= Höcker) calcanei des Fersenbeins (Os calcaneus) und bilden den M. triceps surae, der die „Wade“ formt (s. Abbildung 41). Das Caput mediale des M. gastrocnemius hat seinen Ursprung am Epicondylus medialis, das laterale am Epicondylus lateralis des Femur. Der M. soleus (= Schollenmuskel) kommt von der hinteren Fläche der Fibula (proximales Drittel), von einer Sehnenarkade (Arcus tendineus m. solei) und von der Tibia (Linea m. solei). Der M. plantaris, vom Epicondylus laterale femoris kommend, zieht mit langer dünner Sehne ebenfalls zum Tuber calcanei (Abbildung 41). Er kann beim Menschen gelegentlich fehlen.

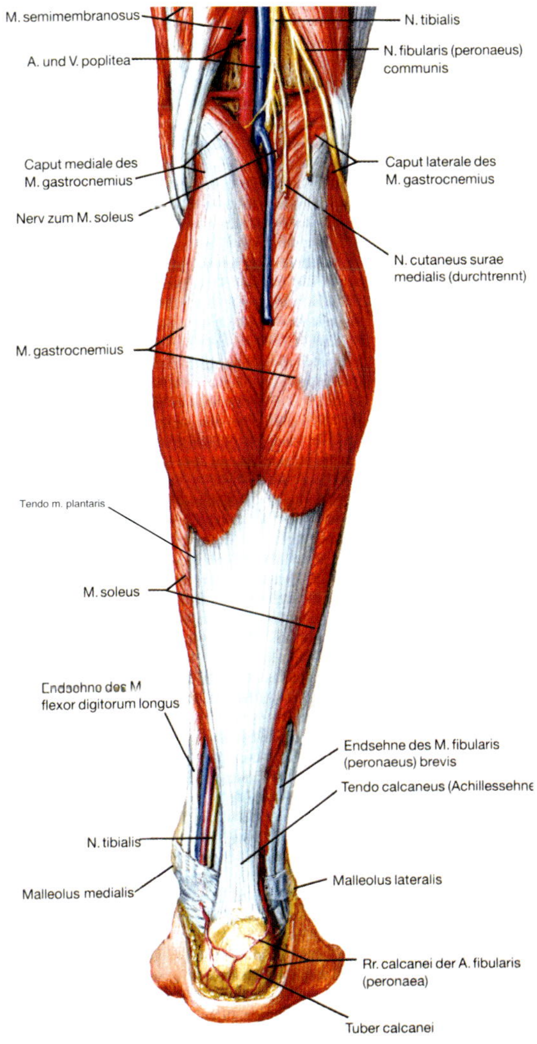

Abbildung 41: Oberflächliche Schicht der Wadenmuskulatur und Achillessehne (= Tendo calcaneus = Tendo m. tricipitis surae)[98)]

Innerviert werden alle drei Muskeln vom N. tibialis. Sie dienen der Plantarflexion und Supination des Fußes.

Nach der griechischen Mythologie wurde **Achill(eus)**, um unverwundbar zu werden, von seiner Mutter Thetis im Fluß Styx (einer der Flüsse der Unterwelt) gebadet, wobei sie ihn an der Ferse festhielt, so daß er dort mit dem Wasser nicht in Berührung kam. Bei der Belagerung von Troja traf ihn genau an dieser Stelle ein vergifteter Pfeil tödlich, wie ihm prophezeit worden war.

Auch das **Achillenkraut** (Achillea millefolium) verdankt seinen Namen diesem griechischen Kriegshelden. Nachdem Achill von dem Pfeil getroffen worden war, riet ihm die Göttin Aphrodite, er solle den Saft der Schafgarbe (Abbildung 42) verwenden, um die Schmerzen zu lindern.

Die Schafgarbe blüht auf Wiesen und Weiden von Juni bis Oktober und besitzt einen typischen Geruch. Das frisch erblühte ganze Kraut wird gesammelt und getrocknet oder auch frisch verwendet. Es wirkt anregend auf die Tätigkeit der Verdauungsdrüsen, besonders auf die der Leber (Galle- und Lebertee). Ein besonderes Anwendungsgebiet sind Krampfzustände im Bereich der Beckenorgane der Frau und damit verbundene Kreuzschmerzen. Darüber hinaus besitzt die Schafgarbe entspannende und entzündungshemmende Eigenschaften und fördert bei äußerlicher Anwendung (Umschläge) die Wundheilung.

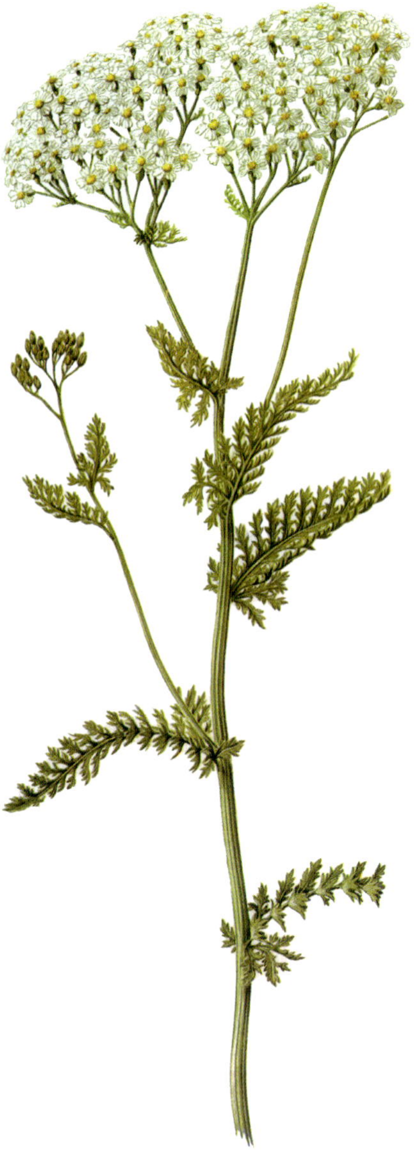

Abbildung 42: Die Schafgarbe (Achillea millefolium), auch Achillenkraut, Feldgarbe oder Garbenkraut genannt[52)]

Der Namensteil „garbe“ kommt aus dem althochdeutschen „garwe“; übersetzt heißt das etwa „Gesundmacher, Heiler“. Früher wurden die Schafe in Krankheitsfällen mit dieser Pflanze gefüttert. Möglicherweise stammt daher der Name „Schafgarbe“.

*****

Die **Intercostalvenen, -arterien und -nerven** verlaufen schematisiert in einem Zwischenrippenraum, wobei sie jeweils am Unterrand der Rippen, im Sulcus costae, liegen (Abbildung 43). Eine Pleurapunktion muß am Oberrand der Rippen, nach Möglichkeit dorsal der Axillarlinie im 5.–7. Zwischenrippenraum durchgeführt werden, um diese Gefäße und Nerven nicht zu verletzen. Die interkostalen Venenbögen setzen sich jeweils aus einer V. intercostalis posterior und einer V. intercostalis anterior zusammen. Der arterielle Gefäßbogen eines jeden Zwischenrippenraums besteht aus einer von dorsal nach ventral verlaufenden A. intercostalis posterior und einem damit anastomosierenden ventralen Teilstück, R. intercostalis anterior. Die Gefäße und Nerven sind folgendermaßen angeordnet, von kranial nach kaudal:

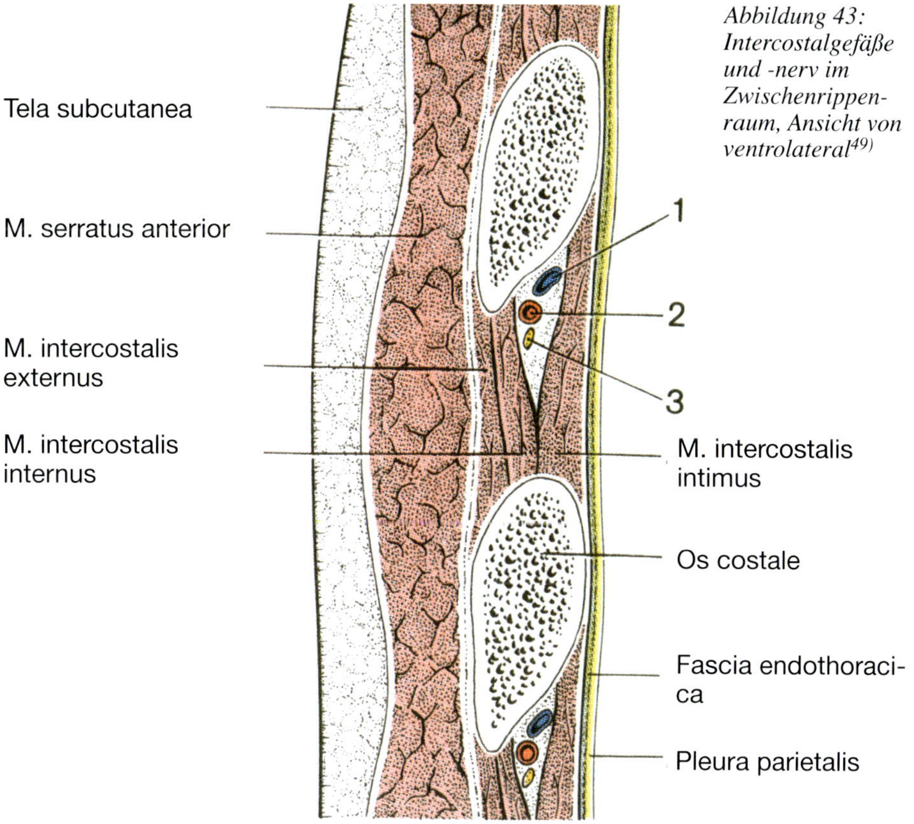

Abbildung 43: Intercostalgefäße und -nerv im Zwischenrippenraum, Ansicht von ventrolateral[49)]

V. intercostalis posterior (1)
A. intercostalis posterior (2)
N. intercostalis (3)

Merkwort: **VAN** (engl.) Lieferwagen, Möbelwagen.

*****

Das Lig. inguinale (= Leistenband) spannt sich von der Spina iliaca anterior superior zur Symphyse. Dadurch entsteht zwischen Ligament und Knochen eine Lakune, die durch den Arcus iliopectineus (zieht vom Lig. inguinale zur Eminentia iliopubica) geteilt wird. Medial von diesem Arcus liegt die **Lacuna vasorum** und lateral davon die Lacuna musculorum.

Durch die Lacuna vasorum ziehen Lymphgefäße mit dem Rosenmüller'schen Lymphknoten, die V. und A. femoralis sowie der Ramus femoralis des N. genitofemoralis. Merke für die Lacuna vasorum:

„**L**ieber **V**ene **a**ls **N**erv."

Von medial nach lateral gesehen: **L**ymphgefäße, **V**ene, **A**rterie, **N**erv (Ramus femoralis des N. genitofemoralis).

Für die **Leistenbeuge**, genauer gesagt für die Lacuna vasorum und die Lacuna musculorum, gibt es das Merkwort „**VAN**", welches auch für den Zwischenrippenraum gilt (s. oben). Da durch die Lacuna musculorum der N. femoralis zieht, ergibt sich von medial nach lateral:

V. femoralis – in der Lacuna vasorum

A. femoralis – in der Lacuna vasorum

N. femoralis – in der Lacuna musculorum.

Bei dieser Betrachtungsweise bleiben allerdings die erwähnten Lymphgefäße und der Ramus genitalis des N. genitofemoralis der Lacuna vasorum unberücksichtigt. Beachte: Auch der N. cutaneus femoralis lateralis kann gelegentlich durch die Lacuna musculorum ziehen!

*****

Die etwas willkürlich voneinander getrennten **Plexus lumbalis** und Plexus sacralis werden zusammen als Plexus lumbosacralis bezeichnet. Die Nn. lumbales aus L1 – L4 (= 1. –4. Lumbalnerv) bilden mit dem N. subcostalis aus Th12 den Plexus lumbalis (= obere Abteilung des Plexus lumbosacralis). Der 4. Lumbalnerv und der N. subcostalis nur zum Teil. Aus dem Plexus lumbalis, bedeckt vom M. psoas, gehen (außer die kurzen Äste zu den Mm. quadratus lumborum, psoas major und psoas minor) sechs Nervenstämme hervor, wovon drei kranial

- N. **i**liohypogastricus
- N. **i**lioinguinalis
- N. **g**enitofemoralis

und drei kaudal verlaufen

- N. **k**utaneus femoralis lateralis
- N. **f**emoralis
- N. **o**bturatorius.

Merksatz: **In Indien gibt's kein frisches Obst.**

Der N. lumbalis aus L5 bildet mit den Nn. sacrales aus S1 – S3 (S4 zum Teil) den **Plexus sacralis** (= untere Abteilung des Plexus lumbosacralis), wobei auch noch der N. lumbalis aus L4 mit Fasern beteiligt ist. Der Plexus sacralis ist das stärkste Nervengeflecht unseres Körpers, entsteht seitlich der Foramina sacralia pelvina auf dem M. piriformis und besteht aus vier Nervenstämmen:

- N. **g**luteus superior
- N. **g**luteus inferior
- N. **k**utaneus femoris posterior
- N. **ischia**dicus.

Merksatz: **Gut geht's kaum** *mit* **Ischia**s.

*****

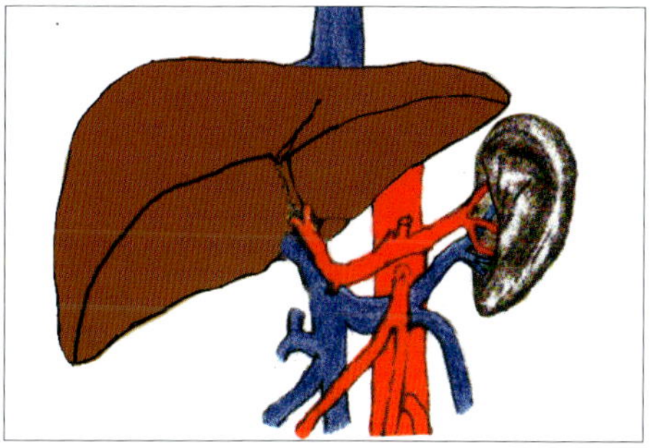

Abbildung 44: Die Milz ist in der Regel nur zu palpieren, wenn sie vergrößert ist[5)]

Die **Milz** ist durchschnittlich circa **4** cm breit, **7** cm dick und **11** cm lang (s. Abbildung 44). Ihr Gewicht beträgt etwa **150** Gramm. Ein Merksatz faßt diese Zahlenangaben folgendermaßen zusammen:

4711 kostet keine 150 Pfennig.

Zur Geschichte von 4711

Ein Kartäusermönch überreichte dem jungen Ehepaar Mülhens zur Hochzeit am 8. Oktober 1792 als Geschenk ein geheimes Rezept zur Herstellung eines Wunderwassers „aqua mirabilis" (Abbildung 45). Wilhelm Mülhens erkannte schnell den Wert und gründete bald darauf in der Glockengasse – unweit des Kölner Doms – eine Manufaktur, die dieses belebende, erfrischende und auch innerlich anzuwendende Wasser herstellte, welches später Kölnisch Wasser genannt wurde. Während der französischen Besatzung Kölns ordnete 1796 der französische Kommandant, General Daurier, die fortlaufende Numerierung der Häuser an. Das Haus von Wilhelm Mülhens erhielt die Nummer **4711**, die 1875 zum eingetragenen Warenzeichen der Weltmarke **„4711 Echt Kölnisch Wasser"** wurde

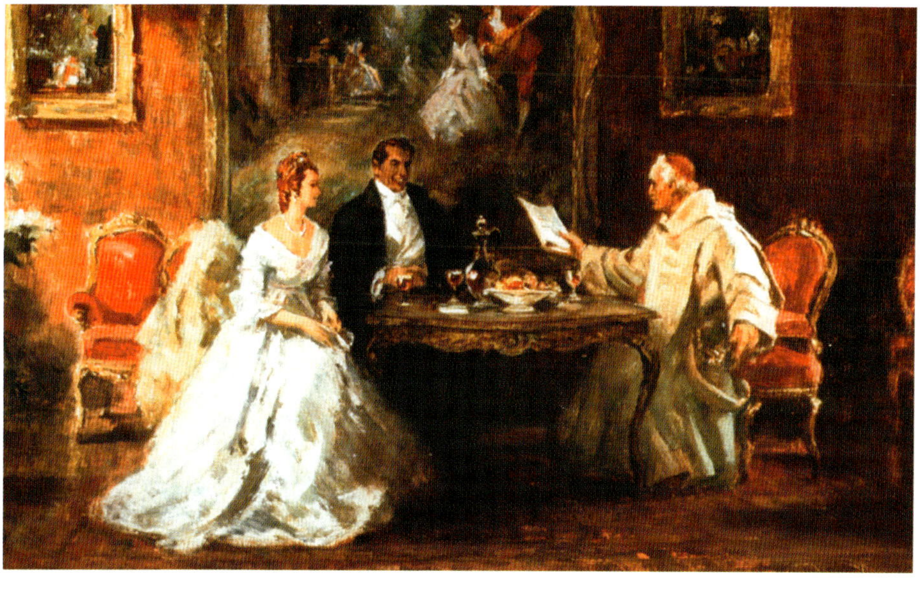

Abbildung 45: Ein Kartäusermönch übergibt die streng geheime Rezeptur des „Wunderwassers" dem Kaufmann Wilhelm Mülhens und seiner Braut[37)]

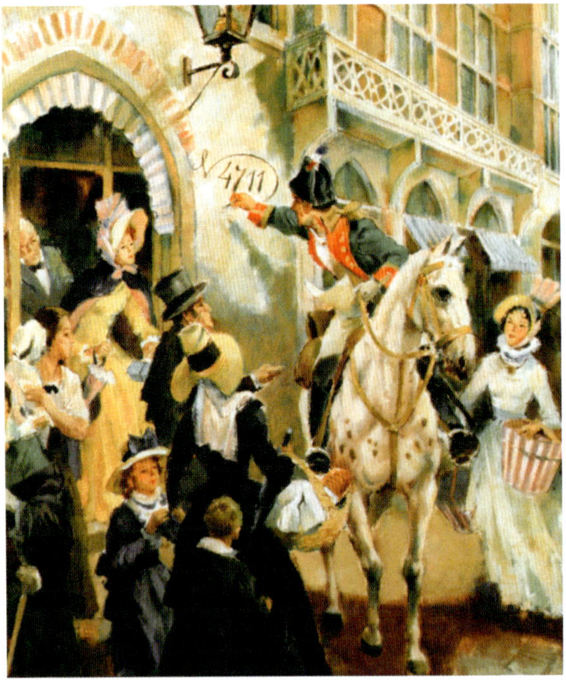

Abbildung 46: Numerierung des Hauses No. 4711 (frz. numéro) in der Glockengasse. Dort steht auch heute noch das Traditionshaus des Unternehmens[37)]

(Abbildung 46). Die Soldaten der Revolutionstruppen schickten das „Wasser aus Köln“, dessen genaue Rezeptur nach wie vor einer strengen Geheimhaltung unterliegt, als Gruß oder Geschenk in ihre Heimat und nannten es „Eau de Cologne“. Diese Übersetzung hat sich bis heute als Produktbezeichnung erhalten.

Von 4711 sind nur die Hauptbestandteile bekannt, die in großen Eichenfässern lange reifen: Etherische Öle von speziellen Zitrusfrüchten sowie etwas Rosmarin und Lavendel, dazu 85 Vol. % Alkohol. Schon seit dem 18. Jahrhundert lag jedem Fläschchen ein sogenannter „Wasserzettel“ bei, der die Anwendung und Wirkung genau beschrieb und empfahl, daß *„junge Personen 20-30, ältere 50-60 Tropfen innerlich mit Wasser oder Wein gemischt anwenden könnten: So bringt es die beste Wirkung gegen Herzklopfen, auch lindert es Kopfschmerzen, wenn man es durch die Nase einschnupft“.*[37)] Als 1810 Napoleon Bonaparte ein Dekret erließ, das die Preisgabe der Geheimrezepturen für Arzneimittel verlangte, wurde das Kölnisch Wasser kurzerhand als ein äußerlich anzuwendendes „Duftwasser“ angepriesen, und der Wasserzettel wurde entsprechend geändert. Mit diesem neuen Image konnte die Preisgabe zwar verhindert werden, man schuf dadurch aber ein Mißverständnis, das bis ins 20. Jahrhundert nachwirkte. Nunmehr also als belebendes und erfrischendes Duftwasser angeboten, traf man damit jedoch genau die inzwischen geänderte Riechgewohnheit des aufstrebenden Bürgertums, und das Eau de Cologne erlebte einen großen Aufschwung. Noch zur Zeit des französischen Sonnenkönigs Ludwig (Louis) XIV. („l’ état c’ est moi!“ – „Der Staat bin ich“) war es üblich, Körpergerüche mit Parfum und wohlriechenden Essenzen zu überdecken, Wasser und Seife wurde dagegen äußerst sparsam verwendet. Mit der Aufklärung änderte sich in der 2. Hälfte des 18. Jahrhunderts diese Einstellung zu Düften, bevorzugt wurde nun eine belebende Frische.

Bis zum Beginn des 19. Jahrhunderts wurde 4711 in sogenannten Rosoli-Flaschen abgefüllt – längliche, grüne Rollflaschen, die für den Verkauf von Medikamenten üblich waren, denn das dunkle Glas schützte den Inhalt vor Lichtein-

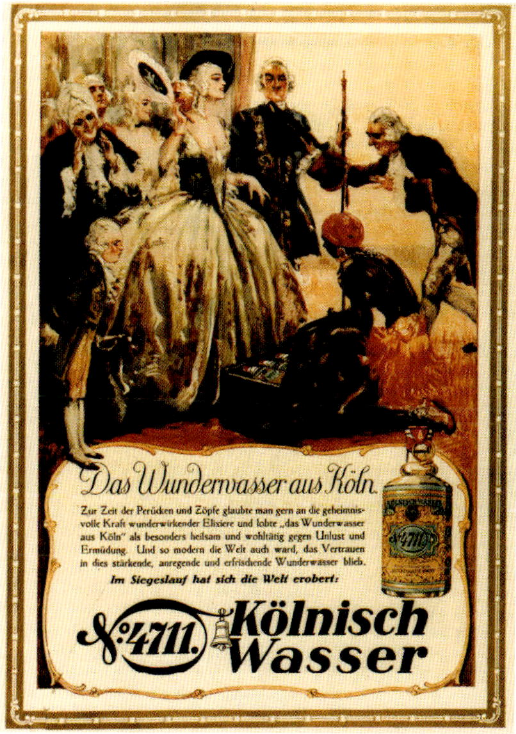

Abbildung 47: Werbeanzeige von 1928. Bereits 1875 wurde die Nummer 4711 als Warenzeichen eingetragen[37)]

wirkungen. 1822 wurde von Mülhens die Idee der zwei Jahre zuvor von dem Destillateur Peter Heinrich Molanus erfundenen und nach ihm benannten Flasche aufgegriffen. Zwischen Flaschenschulter und Verschluß wurde noch ein gewölbtes Kragenstück eingefügt, der „Kropf“, der es ermöglicht, daß sich der stark alkoholhaltige Inhalt etwas ausdehnen kann, wenn er versehentlich der Wärme ausgesetzt wird. In dieser „Kropf-Molanus-Flasche“ (s. Abbildung 47) wird dieses inner- und äußerlich anzuwendende Eau de Cologne bis heute angeboten – jedoch liegt der Preis über 150 Pfennig, selbst für eine Miniaturflasche 4711.

*****

Die rautenförmige **Kniekehle** (Fossa poplitea) enthält neben Fett- und Bindegewebe die nur schlecht zu tastenden Nodi lymphatici popliteales profundi sowie die A. und V. poplitea und den N. ischiadicus bzw. schon dessen zwei Äste, den N. peroneus communis und den N. tibialis. Unter den beiden Nerven liegt die V. poplitea, am tiefsten (dem Gelenk anliegend) findet man die A. poplitea. Merke (von außen nach innen gehende Reihenfolge):

N. ischiadicus (bzw. dessen Äste: N. peroneus communis und tibialis)
V. poplitea
A. poplitea

Merke: **N**ationale **V**olks-**A**rmee.

Ebenfalls möglich ist das Merkwort: **Nivea**.

Nervus **i**schiadicus
VEne
Arterie.

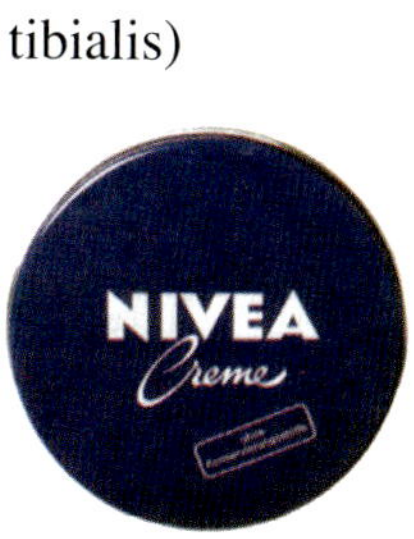

Abbildung 48: Nivea – Merkwort für die Kniekehle

*****

Die **Tabatière** (frz. Schnupftabakdose), fovea radialis, ist eine bei gestrecktem und abduziertem Daumen distal des Speichengriffelfortsatzes (Processus styloideus radii) auftretende Vertiefung, die einerseits durch die Sehnen des M. abductor pollicis longus und extensor pollicis brevis und andererseits durch die Sehne des M. extensor pollicis longus begrenzt wird (Abbildung 49). In ihrem Bereich schwenkt die A. radialis von der Unterarmbeugeseite auf den Rücken der Handwurzel. Der Puls dieser Arterie läßt sich dort tasten.

Von den alten französischen Anatomen wurde die Grube als „Tabatière anatomique" bezeichnet. Man könnte ihr nun eine Aufgabe zuteilen, die sie aber niemals erfüllt hat und sicherlich auch nur sehr schlecht erfüllen könnte. Ein Schnupfer, der durch den anatomischen Namen nicht irregeführt ist, häuft seine Prise über dem ersten Interkarpalraum (* in Abbildung 49), der bei gespreiztem Daumen in eine flache Grube zur Aufnahme des Tabaks einsinkt, bei angelegtem Daumen jedoch auf seiner Vorwölbung gestattet, auch die letzten Körnchen der Ladung noch ihrer Bestimmung zuzuführen. Das Pulver entsteht aus Tabakblättern, die mit Soße aus Tamarinden, Dörrpflaumen, Rosinen, Pottasche und Kochsalz behandelt, gemahlen und mit Veilchenwurzel, Pomeranze u.a. gewürzt werden.

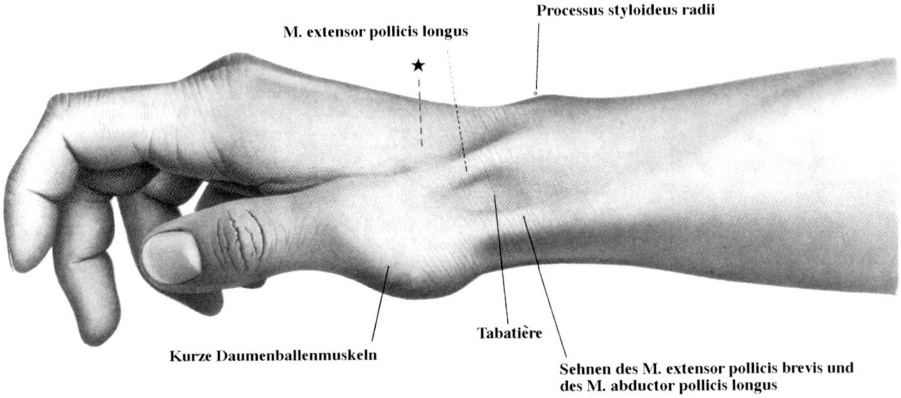

*Abbildung 49: Tabatière (= fovea radialis) der rechten Hand bei abduziertem Daumen[141]; erster Interkarpalraum = **

Die Fovea radialis hat eine Bedeutung beispielsweise bei der Kahnbeinfraktur, für die neben einem Stauchungsschmerz am Daumen, ein Druckschmerz in der Tabatière charakteristisch ist.

*****

Die **Hauptäste der Arteria carotis externa** lassen sich leichter einprägen, wenn man mit deren Anfangsbuchstaben folgenden Satz bildet:

Theo **Ling**en **fa**briziert **pha**ntastisch **st**arken **Oc**hsenbraten,

auch *einen* **Te**ller **Sup**pe *mit* **Ma**ggi.

Gemeint sind damit folgende Arterienäste:

A. **th**yroidea superior
A. **ling**ualis
A. **fa**cialis
A. **pha**ryngea ascendens
R. **st**ernocleidomastoideus
A. **oc**cipitalis
A. **au**ricularis posterior
A. **te**mporalis **sup**erficialis
A. **ma**xillaris.

Alternativ gibt es einen Merksatz, der allerdings den R. sternocleidomastoideus nicht mit berücksichtigt:

Theo **Lin**gen **fa**briziert **pha**ntastische **Oc**hsenschwanzsuppe **au**s **t**oten **M**äusen.

(... **pha**ntastisch **st**arke **Oc**hsenschwanzsuppen ... – dann ist der Ramus wieder drin!)

*****

Zum besseren Merken der **Abgänge der Arteria subclavia** (s. Abbildung 50, Seite 56) gibt es den Satz:

Voller	A. **v**ertebralis
Temperament **i**st	A. **t**horacica **i**nterna
Tina **T**urner **c**hronisch,	**T**runcus **t**hyro**c**ervicalis (TTC)
träumerisch **C**osta **C**ordalis.	**T**runcus **c**osto**c**ervicalis (TCC)

*****

Die **Arteria axillaris** geht aus der A. subclavia hervor und zieht vom lateralen Rand der 1. Rippe bis zum unteren Rand des M. pectoralis major, wo sie in die A. brachialis übergeht. Auf ihrem Weg dorthin gibt sie **sechs Äste** ab, die zur Brustwand, Schulter und zum Oberarm ziehen (Abbildung 50). Sie zeigen dabei eine beachtliche interindividuelle Variabilität. Ein Merksatz faßt diese Äste zusammen:

Ganz oben	A. thoracica superior (suprema)
am Acromion,	A. thoraco-acromialis
seitlich	A. thoracica lateralis
und am Rücken	A. subscapularis -A. thoracodorsalis
umgreift sie	-A. circumflexa scapulae
den Humerus von vorn	A. circumflexa humeri anterior
und von hinten.	A. circumflexa humeri posterior

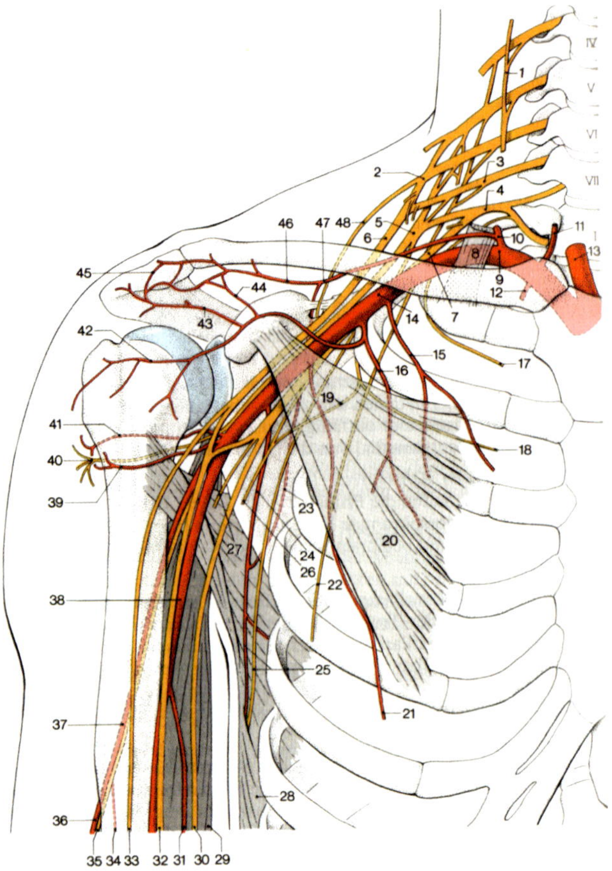

1 N. phrenicus
2 Truncus superior
3 Truncus medius
4 Truncus inferior
5 Fasciculus posterior
6 Fasciculus lateralis
7 Fasciculus medialis
8 M. scalenus anterior, in der Tiefe – an der Rückwand der A. subclavia – Ursprung des nicht eingezeichneten Truncus costocervicalis
9 A. subclavia
10 Truncus thyrocervicalis
11 A. vertebralis
12 A. thoracica interna
13 A. carotis communis
14 A. axillaris
15 A. thoracica superior
16 R. pectoralis der A. thoraco-acromialis
17 N. intercostalis I
18 N. intercostalis II
19 N. intercostobrachialis
20 M. pectoralis minor
21 A. thoracica lateralis
22 N. thoracicus longus
23 A. circumflexa scapulae
24 A. subscapularis
25 A. und N. thoracodorsalis
26 N. cutaneus brachii medialis
27 N. cutaneus antebrachii medialis
28 M. latissimus dorsi
29 langer Kopf des M. triceps brachii
30 N. ulnaris
31 A. collateralis ulnaris superior
32 N. medianus
33 N. musculocutaneus
34 A. collateralis media
35 N. radialis
36 A. collateralis radialis
37 A. profunda brachii
38 A. brachialis
39 A. circumflexa humeri anterior
40 N. axillaris
41 A. circumflexa humeri posterior
42 R. deltoideus der A. thoraco-acromialis
43 R. acromialis der A. thoraco-acromialis
44 R. clavicularis der A. thoraco-acromialis
45 Rete acromiale
46 R. acromialis der A. suprascapularis
47 A. suprascapularis
48 N. suprascapularis

Abbildung 50: Arterien und Nerven im Bereich von Schultergürtel und Achselhöhle[49)]

*****

Die Anfangsbuchstaben der **parietalen Äste der A. iliaca interna** ergeben die beiden möglichen Merksätze, wobei bei dem linken jeder dieser Buchstaben berücksichtigt ist:

Ihr	A. **i**liolumbalis	**I**m
Sohn **L**ukas	A. **s**acralis **l**ateralis	**S**chrank **l**inks
ordnet	A. **o**bturatoria	**o**ben
gerade **s**eine	A. **g**lutealis **s**uperior	**g**ibt's
guten **I**deen.	A. **g**lutealis **i**nferior	**G**eschenke.

*****

Im ersten, **retromandibulären Abschnitt** der **Arteria maxillaris** entspringen vier wichtige Äste. Das Merkwort dazu lautet **Malta**.

A. **m**eningea media	**M**
A. **al**vcolaris inferior	**AL**
A. **t**ympanica anterior	**T**
A. **a**uricularis profunda.	**A**

Man unterscheidet im Verlauf dieser Oberkieferschlagader einen retromandibulären, intermuskulären und einen in der Fossa pterygopalatina gelegenen Abschnitt.[50)]

*****

Der **Karotis-Siphon** läßt sich auf Röntgenbildern, beispielsweise bei einer Karotis-Angiographie, und mit Hilfe der Kernspintomographie gut darstellen (Abbildungen 51 und 52).

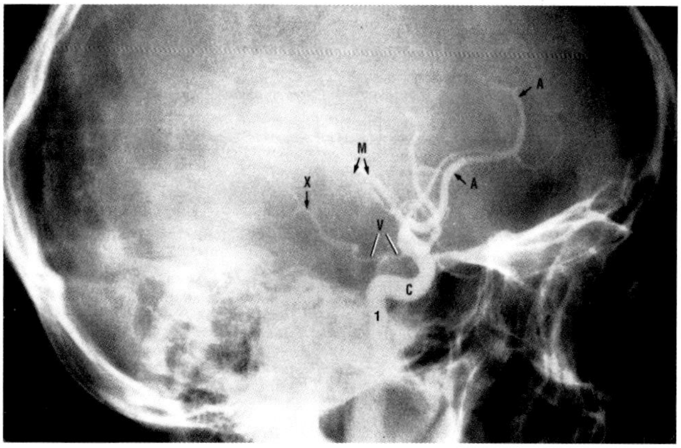

Gefäßdarstellung dieser Region:
1 = A. carotis interna
C = Karotis-Siphon
A = A. cerebri anterior
M = A. cerebri media
X = A. cerebri posterior
V = A. communicans posterior

Abbildung 51: Röntgenbild des Schädels nach Kontrastmittel-Injektion über einen in die A. femoralis (oder A. brachialis) eingeführten Katheter. Der Karotis-Siphon (C) ist gut zu erkennen; nach[2)]

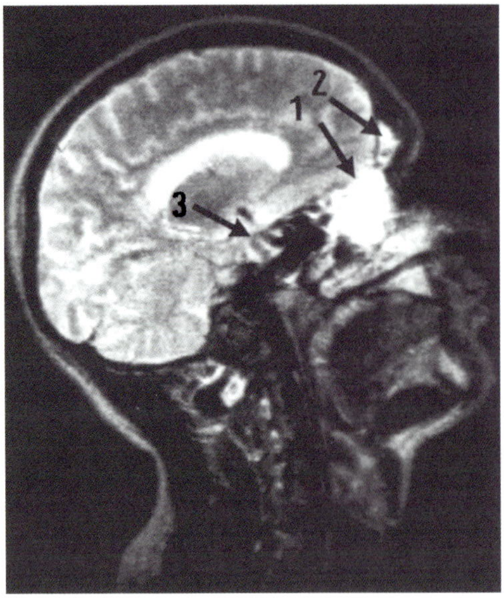

Abbildung 52: Auf diesem T2-gewichteten Kernspintomogramm ist ein Teil des signalarmen Karotis-Siphons (3) erkennbar. Nebenbefund: Sinusitis frontalis (2) et ethmoidalis (1)[95]

Doch was ist eigentlich ein Siphon, und wozu ist er gut?

Siphon (griech.) bedeutet **Röhre**. Bei dem Karotis-Siphon handelt es sich um den S-förmig gekrümmten Teil der A. carotis interna zwischen dem Canalis caroticus und dem Abgang der A. cerebri anterior bzw. media (Abbildungen 51 und 52). Beispielsweise auch am Handwaschbecken findet man ein Teilstück in der Abflußrohrleitung, welches Siphon genannt wird (Abbildung 53). Dadurch, daß das Wasser bis zur Biegung in dem S- oder U-förmigen Rohr steht, wird das Austreten von übelriechenden oder schädlichen Abwassergasen aus der Kanalisation in das Gebäude verhindert, denn die Gase können diese Wassersperre in der Krümmung nicht überwinden. Man nennt dieses einen **Geruchsverschluß**.

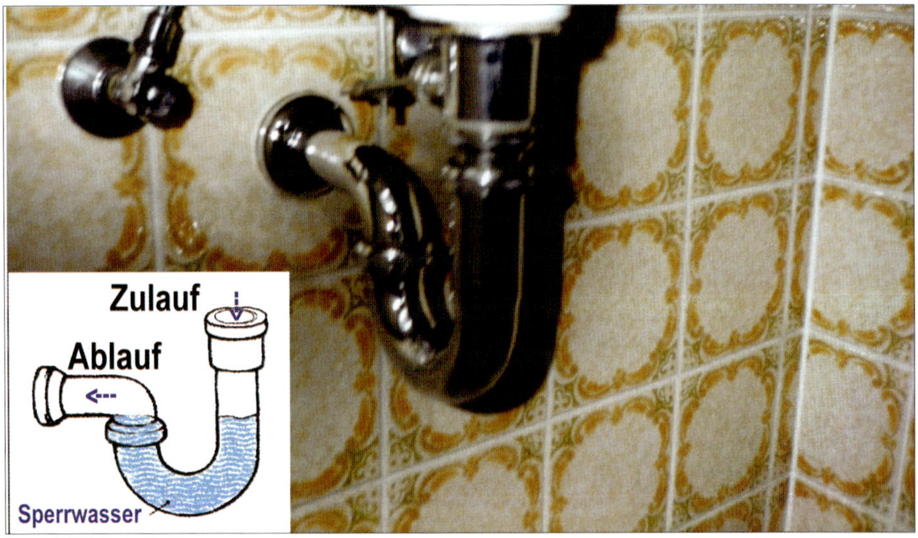

Abbildung 53: Das Sperrwasser im Siphon bildet den Geruchsverschluß in dem Abflußrohr (s. Bildeinzug). Die Gase aus der Kanalisation können deshalb nicht ins Haus dringen

*****

Der **Weichteilmantel des Hirnschädels** läßt sich, von außen nach innen betrachtet, in folgende Schichten einteilen:

Haut
Bindegewebe mit subkutanem Fett
Galea aponeurotica = flächenhafte Sehne des M. epicranius
lockeres Bindegewebe
Pericranium = Periost (Knochenhaut) des Schädelknochens.

Leichter lassen sich diese Schichten merken, wenn man die englische Nomenklatur wählt – die Anfangsbuchstaben der Begriffe ergeben dann nämlich das Merkwort **„SCALP“**. Abbildung 54 verdeutlicht die anatomischen Verhältnisse dieser Region, die Weichteilschichten sind mit der deutschen und englischen Bezeichnung versehen.

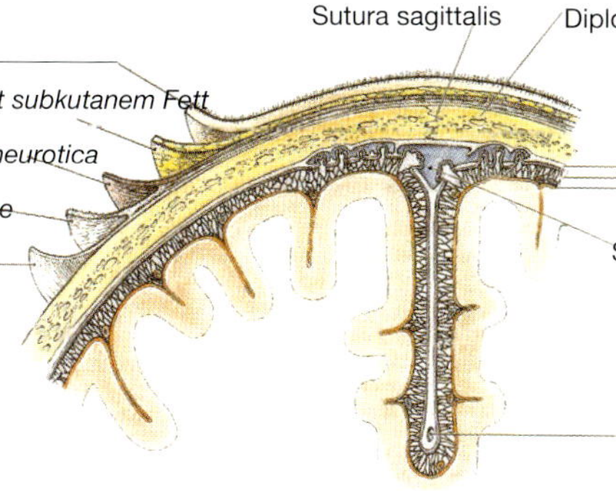

Abbildung 54: Der Weichteilmantel des Hirnschädels im Frontalschnitt.[2)] Die Anfangsbuchstaben der englischen Begriffe ergeben das Merkwort „SCALP“

Die **Haut** ist fest mit der Galea aponeurotica und dem M. epicranius zur Kopfschwarte (engl. scalp) verwachsen. Zwischen der Kopfhaut und der Galea sitzt das **Bindegewebe mit dem subkutanen Fett**, wodurch die Kopfschwarte ihre derbe und pralle Beschaffenheit bekommt. Schnittwunden, die die Galea nicht vollständig durchtrennen, klaffen daher nur wenig auseinander, subkutane Blutungen breiten sich nicht nennenswert in das umgebende Gewebe aus.

Als **Galea aponeurotica** wird die feste und straffe Zwischensehne des M. epicranius bezeichnet, in die von der Subkutis im Bereich der Augenbrauen und der Glabella der Venter frontalis („M. frontalis“) und von der Linea nuchae suprema der Venter occipitalis („M. occipitalis“) des M. occipitofrontalis einstrahlt, außerdem dient die Galea dem zur Schläfengegend ziehenden M. temporoparietalis als Ursprung.

Die Galea aponeurotica und das Pericranium werden durch ein **lockeres Bindegewebe** verschieblich verbunden. Dieser (subaponeurotische) Verschiebespalt erstreckt sich über das ganze Schädeldach und endet am Oberrand der Orbita, am Jochbogen und an der Protuberantia occipitalis externa. Kopfverletzungen, bei denen die Galea vollständig durchtrennt wird, klaffen daher (meist) weit. Durch skalpierende Gewalteinwirkungen kann die Kopfschwarte über weite Strecken in toto abgerissen werden. (In den Indianerkämpfen wurde dem besiegten Feind als Siegeszeichen bekanntlich der Skalp abgezogen. Und wie die Gestalt des Sam Hawkins in Karl Mays „Winnetou“ zeigt, haben verschiedene Opfer den Verlust ihrer Kopfhaut sogar lebend überstanden.)[74)] Infektionen oder Blutungen können sich in dem Verschiebespalt flächenhaft ausbreiten und vorne beispielsweise ein „blaues Auge“ hervorrufen.

Blutungen zwischen dem **Pericranium** und dem Knochen kommen z.B. in der Geburtshilfe als Kephalhämatom vor. Beim Kind haftet das äußere Periost relativ locker am Knochen und kann daher abgehoben werden. Es handelt sich also um subperiostale Blutergüsse, die in der Regel aber nicht über die Knochengrenze hinaus reichen, da das Periost an den Knochennähten (= Suturae) fest verankert ist.

Um ein Stauungsödem der Kopfschwarte handelt es sich bei dem Caput succedaneum (= Geburtsgeschwulst). Bei jeder Schädellage, besonders nach einem vorzeitigen Blasensprung oder einer protrahierten Geburt entwickelt sich über der Leitstelle eine individuell unterschiedlich und meist asymmetrisch sitzende, teigige und bis zu 3–4 cm dicke Schwellung. Sie besitzt keine praktische Bedeutung und bildet sich nach einigen Stunden völlig zurück.

*****

Die **Nebennierenrinde** wird von außen nach innen gehend in 3 Zonen unterteilt, in die ...

... Zona **g**lomerulosa	Außenschicht, die Zellen liegen in Ballen oder sind in eiförmigen Gruppen angeordnet
... Zona **f**asciculata	Mittelschicht, die Zellen sind strangförmig angeordnet
... Zona **r**eticularis	Innen- oder Netzschicht; die Zellen sind netzförmig untereinander verbunden.

Merke: **G**erman **F**ederal **R**epublic.

*****

Beim **Ausfall des N. medianus, N. ulnaris und des N. radialis** kann es zu charakteristischen **Handstellungen** kommen. Ein Merkspruch faßt zusammen und ordnet dabei dem klinischen Bild jeweils die entsprechende Nervenlähmung zu:

Ich schwöre beim Heiligen Medianus,	Schwurhand bei Medianuslähmung
daß ich der Ulna die Augen auskratze,	Krallenhand bei Ulnarislähmung
wenn ich vom Rad fall.	Fallhand bei Radialislähmung

Bei einer Humerusfraktur kann es zur **Parese des N. radialis** kommen, wodurch die Streckermuskeln des Unterarms ausfallen. Eine Streckung (Palmarextension)

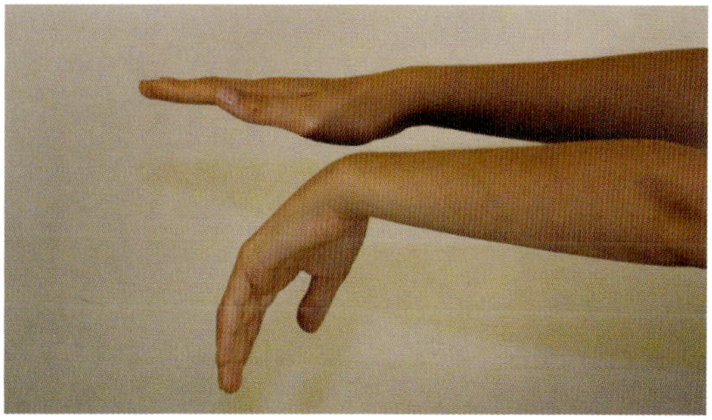

Abbildung 55: Fallhand durch eine Lähmung des N. radialis

im Handgelenk und in den Fingergrundgelenken ist dann nicht mehr möglich. Das Handgelenk wird durch die intakten Beugermuskeln jedoch stark gebeugt, so daß das klinische Bild der **Fallhand** entsteht (Abbildung 55).

Durch glückliche Umstände erhalten geblieben ist der Nachlaß von Frau Wilhelmine Bolte, die berühmte ***„Witwe Bolte“***, die Wilhelm Busch (1832–1908) in seinen Geschichten über *„Max und Moritz“* 1865 beschrieb. Sie war zu diesem Zeitpunkt eine 50jährige Frau und seit 15 Jahren bereits Witwe. Ihr verstorbener Ehemann **Gustav Bolte** hatte eine drittgradig offene Humerusfraktur erlitten, als er mit seinem Fuhrwerk unterwegs gewesen und dabei vom Kutschbock gestürzt war.[61)] Direkt nach dem Unfall wurde bereits festgestellt, daß er sich eine Radialisparese zugezogen hatte und die Hand nicht mehr anheben konnte – eine nicht seltene Begleitverletzung bei einem Oberarmschaftbruch (s. Abbildung 56), um den es sich wohl gehandelt hat.

Obwohl der Chirurg den Bruch fachgerecht reponiert und versorgt hatte, starb Bolte vier Tage nach dem Sturz im septischen Fieber. Zuvor hatten die Chirurgen noch einen letzten verzweifelten Versuch unternommen, sein Leben zu retten: Sie exartikulierten den mittlerweile hochgradig entzündeten Arm im Schultergelenk. Doch gegen seinen erlittenen Blutverlust und die fortgeschrittene Wundsepsis konnte man damals ohne Antibiotika oder Infusionen, und ohne die technischen Möglichkeiten der Transfusion, nichts weiter für ihn tun.[61)]

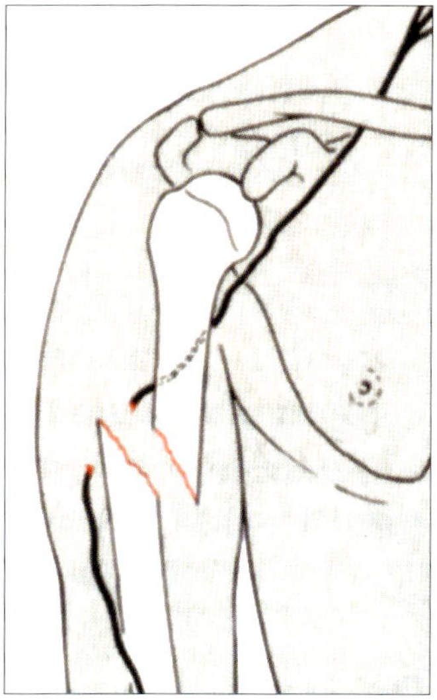

Abbildung 56: Zerreißung des N. radialis als eine Begleitverletzung bei einem Bruch des Humerusschaftes[122)]

*****

Bei Ausfall des M. serratus anterior z.B. durch Lähmung des N. thoracicus longus (aus der Plexus brachialis) und, in geringem Ausmaß, des M. trapezius kommt es zum klinischen Bild der **Scapula alata** (= Flügelstellung des Schulterblattes, s. Abbildung 57). Lokalisation und Aspekt erinnern an Vogelflügel (Abbildung 58).

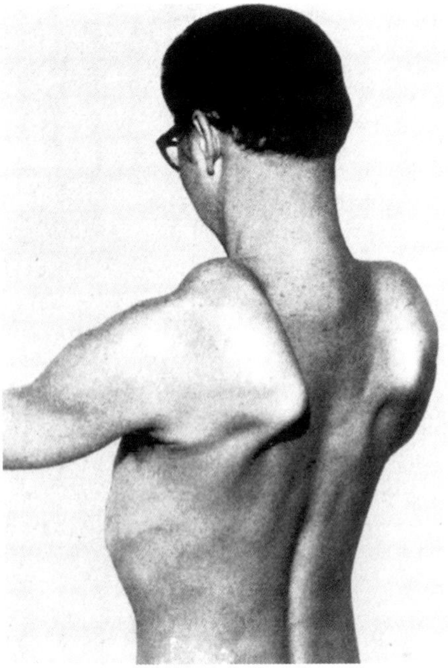

Abbildung 57: Das Schulterblatt steht hier auf beiden Seiten flügelförmig ab (Scapula alata beidseits) infolge beidseitiger Lähmung des M. serratus anterior[14)]

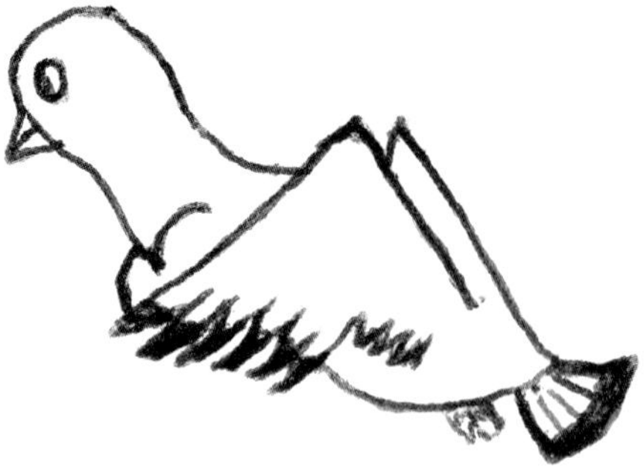

Abbildung 58: Die Scapula alata erinnert an Vogelflügel während des Fluges

*****

Für die **Hautäste des Plexus cervicalis**, die am hinteren Rand des M. sternocleidomastoideus durch die Lamina superficialis der Fascia cervicalis zum Punctum nervosum gelangen und von wo sie fächerförmig zu den entsprechenden Hautgebieten ziehen (Abbildung 59), gibt es den Merksatz:

Ob mir	N. **o**ccipitalis **mi**nor
auch **Magnus**	N. **au**ricularis **magnus**
Treue	N. **tr**ansversus colli
schwört?	Nn. **s**upraclaviculares (mediales, intermedii, laterales)

Möglich ist auch der Satz:

Ob mich **Au**gusta **Ma**yer **tr**otzdem **su**cht?

1 N. occipitalis minor
2 N. auricularis magnus
3 Nn. supraclaviculares
4 N. transversus colli
5 M. sternocleidomastoideus

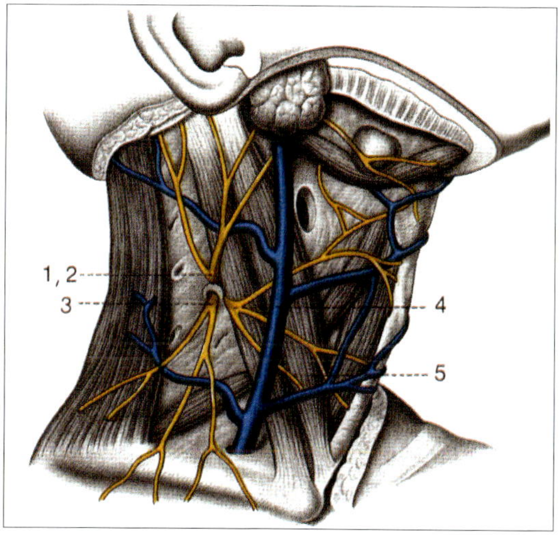

Abbildung 59: Hautäste des Plexus cervicalis am Punctum nervosum (schematisiert); nach[85)]

*****

Für die **Nervenäste des Plexus cervicalis**, aus dem Haut- und Muskeläste hervorgehen, die Halsmuskeln und Haut sowie das Zwerchfell versorgen, gibt es den Merksatz:

Onkel	N. **o**ccipitalis minor
August	N. **au**ricularis magnus
tanzt	N. **t**ransversus colli
super **mit**	Nn. **sup**raclaviculares (**m**ediales, **i**ntermedii, la**t**erales)
Ansagerin	**Ansa** cervicalis
Phreni.	N. **phreni**cus

Zu den Muskelästen des Plexus cervicalis werden auch die Rami musculares gezählt, die den M. longus colli, M. longus capitis, M. rectus capitis anterior und lateralis, die Mm. intertransversarii anteriores cervicis und die Mm. scaleni sowie teilweise den M. levator scapulae innervieren. Sie sind in dem Merksatz nicht mit aufgeführt.

*****

Am **Plexus brachialis** kann man die Pars supraclavicularis von der **Pars infraclavicularis** unterscheiden. Die Aufzweigungen der drei Nervenbündel – Fasciculus medialis, lateralis, posterior – machen die Pars infraclavicularis aus, ein unterhalb des Schlüsselbeins in der Achselhöhle liegendes Nervengeflecht. Aus den Fasciculi gehen insgesamt sieben lange Nerven hervor (s. Abbildung 50, Seite 56), die Muskulatur und Haut des Arms innervieren:

N. **m**usculocutaneus
N. **m**edianus (aus der Vereinigung von Radix medialis und lateralis an der Medianusgabel)
N. **u**lnaris
N. **c**utaneus brachii medialis
N. **c**utaneus antebrachii medialis
N. **r**adialis
N. **a**xillaris

Der Merksatz für diese sieben Nerven lautet:

Marylin **M**onroe **u**nd **C**oca **C**ola **r**etten *die* **A**natomie.

Bewährt hat sich auch dieser Satz:

Marylin **M**onroe **u**nd **K**ing **K**ong **r**eisen **a**llein.

Beachte: Von manchen Autoren werden die „kurzen" Nervenäste, die zur Schultergürtelmuskulatur ziehen (N. pectoralis medialis und lateralis, N. subscapularis und N. thoracodorsalis), ebenfalls zur Pars infraclavicularis gezählt. Nach der im deutschsprachigen Raum vorherrschenden Lehrmeinung werden alle „kurzen" Nervenäste zur Pars supraclavicularis dazu gerechnet.[85)]

*****

Der **Nervus trigeminus** teilt sich im Ganglion trigeminale (Gasseri) in drei Hauptäste, deshalb die Bezeichnung **„Drillingsnerv"**. Für die Reihenfolge dieser Hauptäste gibt es einen Merksatz, und auch für deren weitere Aufzweigungen.

N. **o**phthalmicus	**O**ft *ißt*
N. **max**illaris	**Max**
N. **mand**ibularis	**Mand**eln.

Alle drei Hauptäste des N. trigeminus geben wiederum drei Äste ab.

<u>N. ophthalmicus:</u>

N. **fr**ontalis	**Fr**itz
N. **lac**rimalis	**lac**ht
N. **n**asociliaris	**n**iemals.

<u>N. maxillaris:</u>

Nn. **p**terygopalatini	**P**eter
N. **z**ygomaticus	**z**ieht
N. **i**nfraorbitalis	**i**mmer.

N. mandibularis:
N. **au**riculotemporalis **Au**gust
N. **li**ngualis **li**ebt
N. **al**veolaris **in**ferior **al**le (**in**nig).

Ergänzend sei erwähnt, daß sich der N. mandibularis, nach seinem Durchtritt durch das Foramen ovale in die Fossa infratemporalis, in einen hinteren Stamm (N. **au**riculotemporalis, N. **li**ngualis, N. **al**veolaris inferior) und in einen vorderen teilt, den N. masticatorius mit dem N. massetericus, N. buccalis, N. pterygoideus medialis und lateralis sowie den Nn. temporales profundi.[94] Außerdem gibt er dort direkt den rückläufigen Ramus meningeus ab.

*****

An der Wurzel der Ala major des Os sphenoidale bildet das Foramen **rot**undum die **Durchtrittsstelle für den 2. Trigeminusast**, den N. **max**illaris.

Merke: **Roter Max**.

Ebenfalls an der Wurzel der Ala major dieses Knochens bildet das Foramen **ovale** die **Durchtrittsstelle für den 3. Trigeminusast**, den N. **mand**ibularis.

Merke: **Ovale Mandel**.

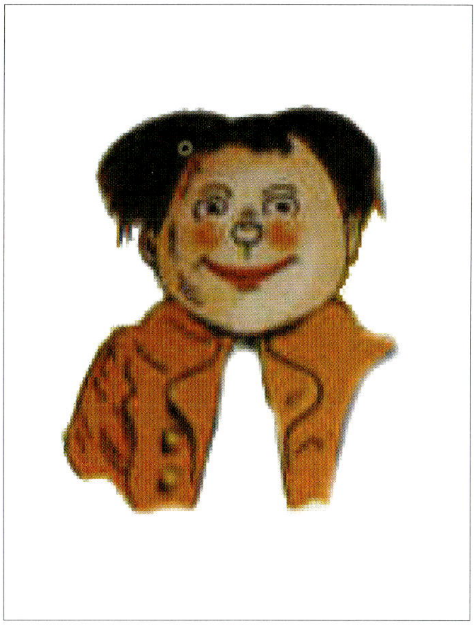

Abb. 60: Das Foramen rotundum im Keilbein ist die Durchtrittsstelle des N. maxillaris. Die Abbildung zeigt den berühmten „Max" aus „Max und Moritz" von Wilhelm Busch. Merke: Roter Max

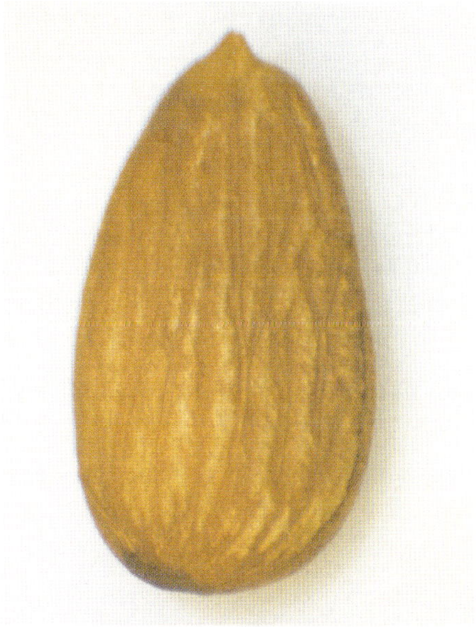

Abb. 61: Das Foramen ovale im Keilbein ist die Durchtrittsstelle des N. mandibularis. Merke: Ovale Mandel

*****

Für die **zwölf Hirnnerven** sind verschiedene Merksprüche bekannt. Einer von ihnen lautet:

Onkel	I	Nn.**o**lfactorii
Otto	II	N. **o**pticus
operiert	III	N. **o**culomotorius
tag-	IV	N. **t**rochlearis
täglich,	V	N. **t**rigeminus
aber	VI	N. **a**bducens
feiertags	VII	N. **f**acialis
vertritt	VIII	N. **ve**stibulocochlearis
Gustav	IX	N. **g**lossopharyngeus
viele	X	N. **v**agus
alte	XI	N. **a**ccessorius
Hebammen.	XII	N. **h**ypoglossus

Und dann gibt es noch folgende Version:

Ohne **O**pas **Oc**ular **tro**ttet **Tri**ttbrettfahrer **Ab**el **f**ürchterlich **ve**rlassen **g**enau **v**or **A**nneliese **h**er.

Unter den Studenten gibt es außerdem folgenden Merksatz, den Sie auch schnell wieder vergessen können:

Onkel **O**tto **o**naniert **t**ag-**t**äglich, **a**ber **f**reitags **v**ögelt *er* **g**erne **v**iele **a**lte **H**uren.

*****

Sympathische Nerven ziehen zum Auge und innervieren u.a. den M. dilatator pupillae, dessen Kontraktion zur Mydriasis (Öffnung, Weitstellung der Pupille) führt. Gegenspieler dieses Muskels ist der von parasympathischen Fasern innervierte M. sphincter pupillae, der für die Miosis (Engstellung) verantwortlich ist. Weite Pupillen bewirken bekanntlich ein sympathischeres Aussehen als enge. Deshalb kann man sich die Innervation folgendermaßen merken:

Der Sympathicus macht sympathisch.

Folglich müssen sympathische Fasern den M. dilatator pupillae innervieren, die parasympathische Innervation des M. sphincter pupillae ergibt sich zwangsläufig.

In früheren Epochen wurde (das Parasympatholytikum) Atropin von Frauen benutzt, um hübscher und schöner auszusehen, da das Gift der Tollkirsche eine Mydriasis bewirkt. Tollkirsche: lateinisch Atropa belladonna (bella donna = schöne Frau).

*****

3. Klinische Fächer

Mikrobiologie

Bau eines Adenovirus

Viren können nicht mehr als Organismen im eigentlichen Sinn bezeichnet werden. Ihnen fehlen typische Eigenschaften einer Zelle. Sie besitzen keinen eigenen Stoffwechsel und können sich nur innerhalb von lebenden (Wirts-)Zellen vermehren, enthalten aber DNA oder RNA (nie beides).

Es gibt viele verschiedene Erkrankungen, die durch Viren ausgelöst werden, wie z.B. die Windpocken. Jüngstes Beispiel ist Aids (acquired immune deficience syndrome), verursacht durch das HIV (Human Immunodeficiency Virus).

Adenoviren werden z.B. für Erkältungskrankheiten, Pharyngitis, Keratokonjunktivitis und Pneumonie verantwortlich gemacht. Diese Doppelstrang-DNA-Viren besitzen ein Kapsid mit der geometrischen Gestalt eines Ikosaeders (= Zwanzigflächner: ein von 20 gleichseitigen Dreiecken begrenzter Körper). Aus den Ecken ragen 12 antennen-ähnliche Fibern hervor. Der im Folgenden beschriebene Bauplan (siehe dazu Abbildung 62) ergibt bei richtiger Ausführung das Modell eines Adenovirus:

Schneiden Sie den Umriß entlang der durchgezogenen Linie aus und falzen Sie anschließend die gestrichelten Linien der Dreiecke 1 bis 6 und die Haltelaschen 1 bis 11, so daß sie sich gut abknicken lassen. Kleben Sie die Haltedreiecke und Haltelaschen mit gleicher Zahl in der Reihenfolge der Numerierung zusammen. Sie erhalten ein Kapsid, welches aus Untereinheiten (Kapsomere) besteht.

Die Kapsomere werden von und in der virus-infizierten Wirtszelle synthetisiert und dann zusammengefügt. Man beachte die drei verschiedenen Symmetrieachsen des Ikosaeders:

1. Blickt man von oben genau auf eine seiner Ecken (z.B. die mit I bis V markiert wurde) und dreht man ihn um ein Fünftel einer Gesamtdrehung, erhält man bei einer Gesamtumdrehung fünf mal die gleiche Figur.
2. Wenn man von oben auf den Mittelpunkt der Fläche eines großen Dreiecks (z.B. mit Punkt markiert) blickt, und den Ikosaeder dreimal um ein Drittel seiner Gesamtumdrehung bewegt, so sieht man drei mal die gleiche Figur.
3. Guckt man von oben auf den Mittelpunkt einer Kante zwischen zwei Dreiecken (z.B. die als dicken Strich markierte) und dreht den Ikosaeder zwei mal um 180 Grad, so sieht man zwei mal die gleiche Figur.

Ein Ikosaeder kann also als Körper mit einer 5:3:2 Rotationssymmetrie beschrieben werden.

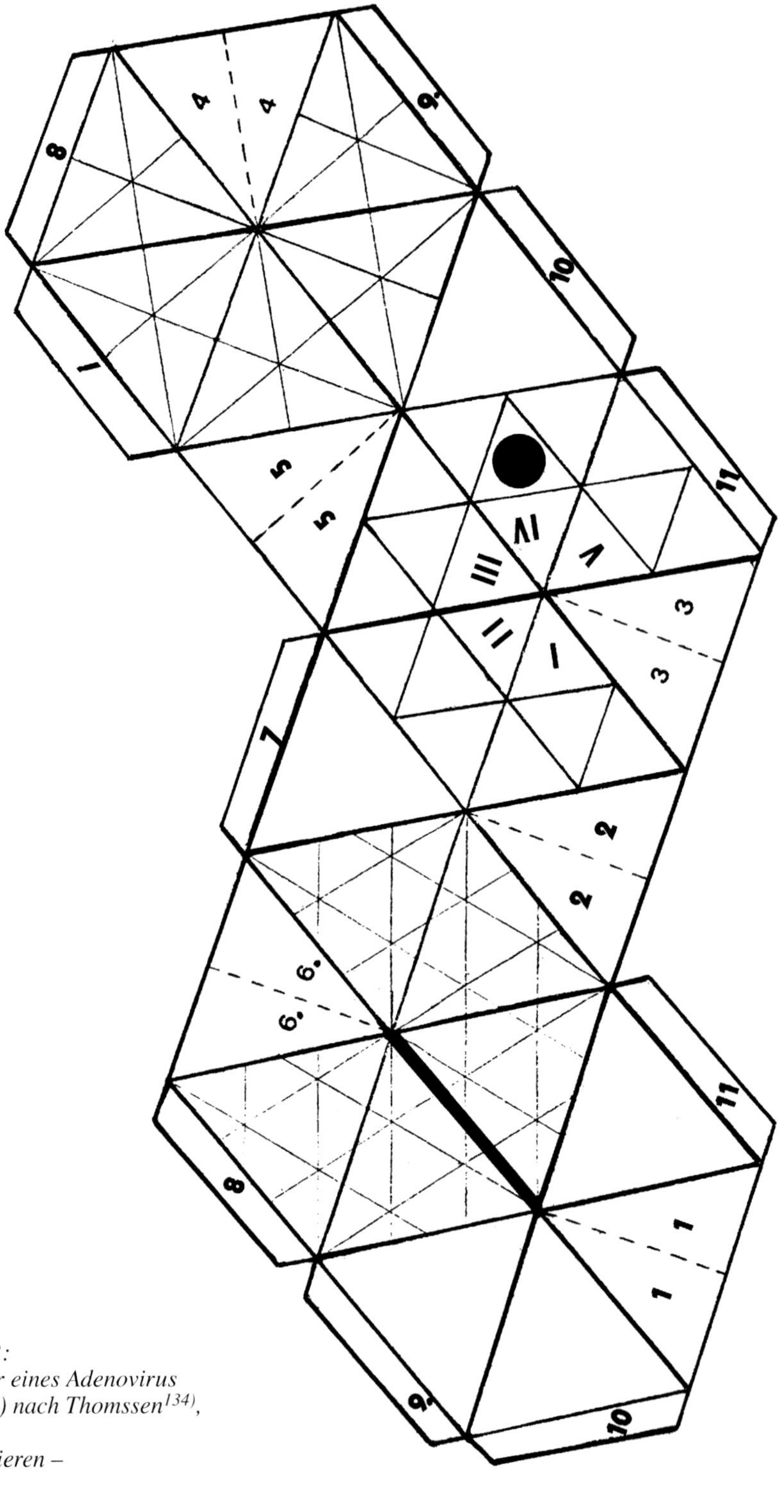

Abbildung 62:
Schnittmuster eines Adenovirus (ohne Fibern) nach Thomssen[134], modifiziert
– zum Abkopieren –

Viren sind wesentlich kleiner als Bakterien. Der Durchmesser des Adenovirus beträgt 80 nm. (Durch die für die Elektronenmikroskopie notwendige Vorbehandlung kann sich das Volumen des Virus mehr oder weniger stark verändern, weshalb die Größenangaben in der Literatur schwanken können.) Im Verhältnis zum Virus-Modell (Abbildung 62) wäre beispielsweise das Bakterium E. coli ungefähr so groß wie ein 30 cm dicker und 1 m langer Baumstamm. Ein Erythrozyt hätte die Größe eines runden Schwimmbeckens mit einem Durchmesser von ca. fünf Metern und einer Randhöhe von etwa einem Meter.

*****

Windpocken (Varizellen) werden, ebenso wie die **Gürtelrose** (Herpes zoster), durch das Varizellen-Zoster-Virus (VZV) hervorgerufen. Während 90% der Windpocken-Erkrankungen vor dem 20. Lebensjahr entstehen (typische Kinderkrankheit, Erkrankungsgipfel zwischen dem 2. und 6. Lebensjahr), bekommen Gürtelrose vorwiegend ältere Menschen, aber auch Patienten mit einer Immunschwäche. Diese Tatsache hat zu folgender „Weisheit" geführt:

„Enkel haben Windpocken, Großeltern haben Gürtelrose."

Die Windpocken werden meist durch den Speichel oder Bläscheninhalt übertragen, evtl. über die Luft („fliegende Infektion"), was auf die hohe Ansteckungsfähigkeit (Kontagiosität) hinweist und der Krankheit ihren Namen gab. Ein Prodromalstadium mit Fieber und Gelenkschmerzen fehlt meist. In der ersten Krankheitswoche treten unter leichtem Fieber neue, juckende Effloreszenzen auf, die am Rumpf am dichtesten sind und sich innerhalb weniger Stunden umwandeln: Makula → Papula → Vesikula (Bläschen) → Kruste. Typischerweise sind also verschiedene Stadien gleichzeitig nebeneinander vorhanden (Abbildung 63).

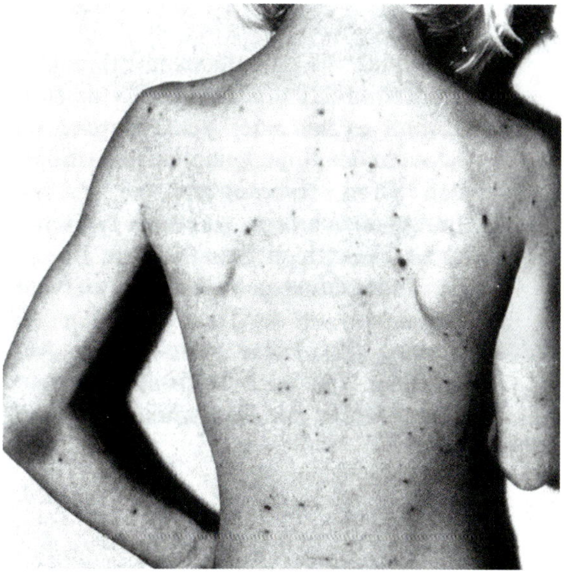

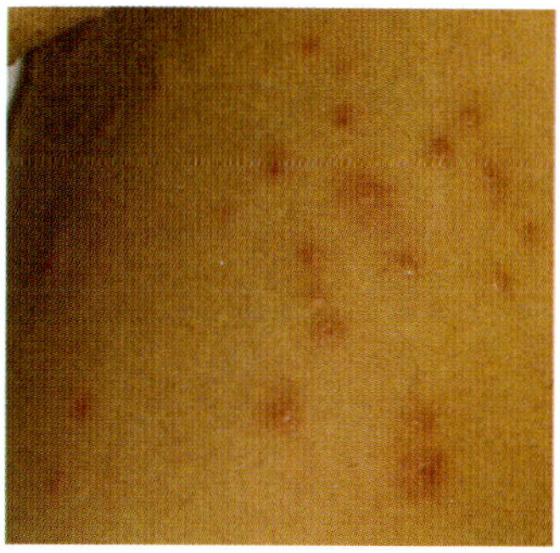

Abbildung 63: Windpocken (Varizellen). Typischerweise sind verschiedene Stadien gleichzeitig vorhanden, auch als „Sternenhimmel" bezeichnet[19]

Man spricht auch vom **„Sternenhimmel“** (vgl. Abbildung 64). Die Mundschleimhaut wird ebenfalls befallen. Die Abheilung erfolgt ohne Narben, nach einer bakteriellen Superinfektion bleiben jedoch welche zurück.

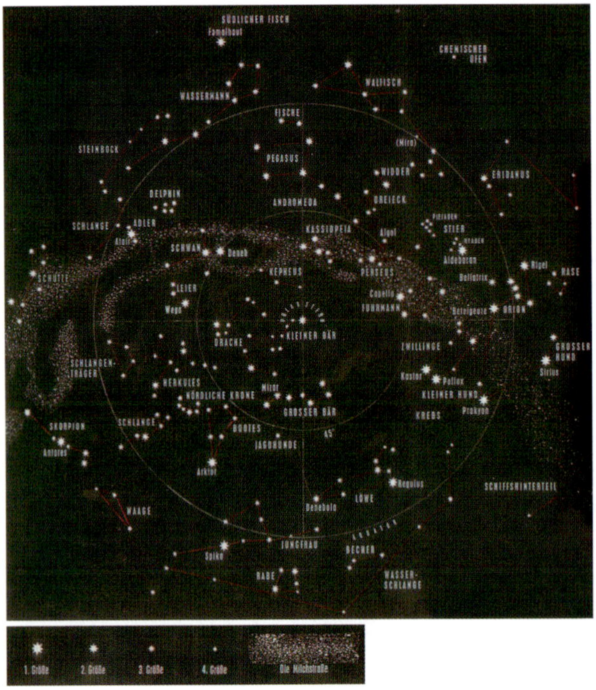

Am Nachthimmel findet man ein Nebeneinander von Sternen unterschiedlicher Größe bzw. Helligkeit. Abbildung 64 zeigt dieses am Beispiel des nördlichen Sternenhimmels.

Abbildung 64: Nördlicher Sternenhimmel. Beachte das Nebeneinander von Sternen unterschiedlicher Helligkeit bzw. Größe[35)]

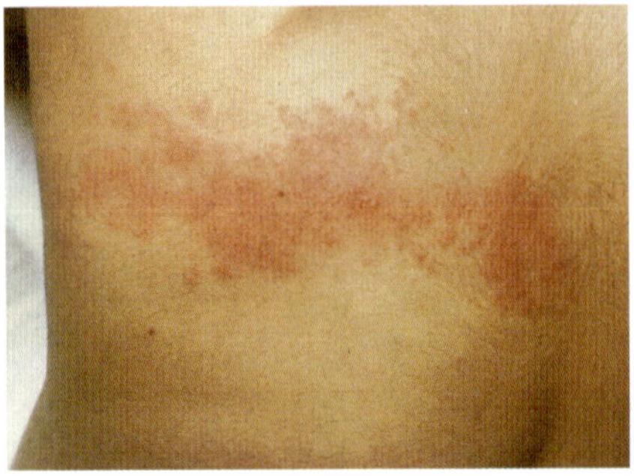

Abbildung 65: Gürtelrose (Herpes zoster). Gleicher Erreger wie bei den Windpocken (VZV). Exanthem im Bereich des Innervationsgebietes eines nervalen Segmentes im Thoraxbereich[113)]

Während die Windpocken-Erkrankung die Erstinfektion mit dem VZV darstellt, kommt es bei einer Reaktivierung von latent in den Spinalganglien persistierenden Viren, insbesondere bei gestörter Immunabwehrlage, zu einem typischen, meist einseitigen Exanthem im Bereich des Innervationsgebietes eines nervalen Segmentes, oft der Thorakalnerven (Abbildung 65). Diese gürtelförmige Ausbreitung, die auch beidseitig auftreten kann, führte zur Bezeichnung „Gürtelrose“.

*****

Die Zecke, Lyme und der Rizinus

Zecken sitzen in Bodennähe im Unterholz, auf Sträuchern oder Gräsern und lassen sich von einem vorbeikommenden Wirtstier abstreifen oder versuchen, sich an ihm anzuheften. Sie lassen sich nicht, wie oft behauptet wird, von Bäumen fallen. Sie gehören auch nicht zu den Insekten, sondern wie die Milben zu den Spinnentieren. Nach einer Blutmahlzeit häutet sich die aus dem Ei geschlüpfte sechsbeinige Larve zur achtbeinigen Nymphe. Durch eine erneute Blutmahlzeit und anschließende Häutung entsteht das ebenfalls achtbeinige, ausgewachsene (adulte) Tier. Die Männchen sind wesentlich kleiner als die Weibchen, die in vollgesogenem Zustand Erbsengröße erreichen (s. Abbildung 66).

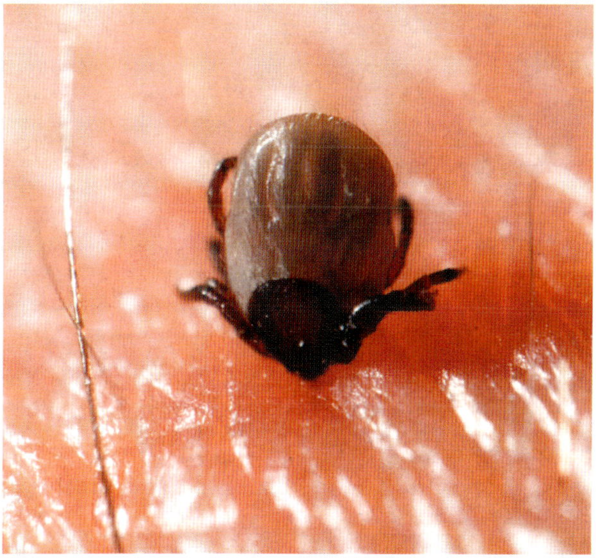

Abbildung 66: Adulte, weibliche Zecke (Ixodes ricinus) beim Saugakt.[13] *Durch das mehrtägige Saugen erhöht sich ihr Körpergewicht auf das 100- bis 200fache*

In den 2 bis 6 Lebensjahren nimmt die **Zecke** – im Volksmund auch Holzbock genannt – nur eine Blutmahlzeit je Entwicklungsstadium zu sich. Sie sondert an die Haut eine Art Lokalanästhetikum vor jedem Stich ab, so daß er schmerzlos ist und auch für Tiere oft unbemerkt bleibt. Durch einen Zeckenstich können sowohl Viren als auch Bakterien auf den Menschen übertragen werden und in Europa die Frühsommer-Meningo-Enzephalitis (FSME) sowie weltweit die Borreliose hervorrufen.[*]

Bei der FSME handelt es sich um eine Virus-Erkrankung, die häufig wie eine „Sommergrippe“ mit Fieber, Kopf- und Gliederschmerzen beginnt. Im weiteren Verlauf kann es zur Entzündung der Hirnhäute (Meningitis), des Gehirns (Enzephalitis) sowie des Rückenmarks (Myelitis) und der Nerven (Neuritis) mit entsprechenden Lähmungserscheinungen kommen. Auch über Todesfälle wurde berichtet.

Doch nicht jeder Zeckenstich ist gefährlich, denn in den Gebieten, wo die FSME vorkommt, sind lediglich etwa 0,1 bis 5% der Zecken Virusträger. Auf Landkarten sind diese Endemiegebiete verzeichnet; betroffen sind u.a. Süddeutschland,

---

[*] FSME und die Borreliose können auch auf Hunde übertragen werden, einen Impfstoff gibt es für sie

Österreich, die Schweiz, Südskandinavien, Ungarn, Ex-Jugoslawien, die ehemalige Tschechoslowakei, Rußland und Polen.

Die Gefahr einer FSME-Erkrankung kann durch schnelles Entfernen der Zecke nicht verhindert werden, denn das Virus wird sofort nach Beginn des Blutsaugens übertragen. Eine Behandlung der Krankheit kann lediglich symptomatisch, nicht ursächlich erfolgen. Eine vorbeugende Impfung ist aber möglich und wird bei längerem Aufenthalt in einem Endemiegebiet empfohlen. Ohne einen bestehenden Impfschutz ist noch binnen 4 bis 5 Tagen nach einem Stich eine Passiv-Impfung möglich.

Die zweite Krankheit, die von einem Zeckenstich übertragen werden kann, ist die durch Bakterien hervorgerufene Borreliose. Sie wird auch Lyme-Erkrankung genannt, nach der Ortschaft **Lyme** im US-Bundesstaat Connecticut (Abbildung 67), in der 1975 erstmals epidemieartige Arthritiden bei Kindern beschrieben wurden.

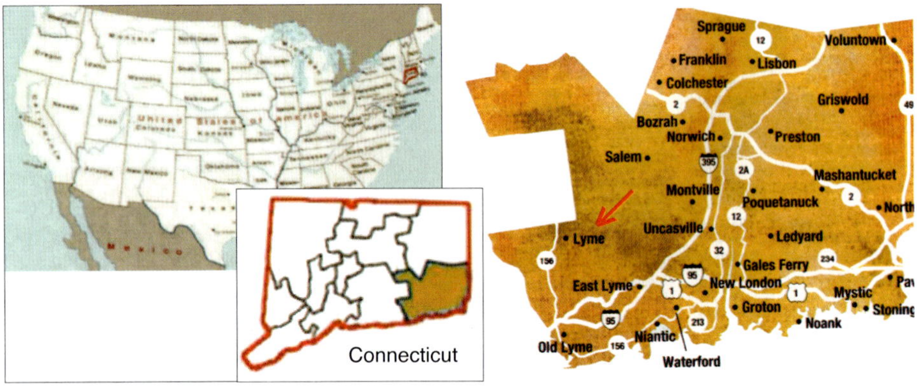

Abbildung 67: Die Lyme disease (Borreliose) wurde erstmals an der Nordostküste der USA in der Ortschaft Lyme des Neuenglandstaates Connecticut beschrieben. Wegen des starken Festhaltens seiner Einwohner an alten Lebensgewohnheiten und -auffassungen wird dieser Staat auch „Land of steady habits" genannt. Der Beinamen „Nutmeg State" (Muskatnuß-Staat) ist eine Anspielung auf die Gerissenheit der früheren Hausierer von Connecticut, die angeblich sogar hölzerne Muskatnüsse als echte zu verkaufen wußten; nach[31,77]

Beim Saugakt (s. Abbildung 66) gelangen die spiralförmigen Spirochäten (Borrelia burgdorferi), mit denen zwischen 5 und 30% der Zecken infiziert sind, in den menschlichen Körper. An der Einstichstelle bildet sich (nicht immer) eine ringförmige Rötung, das Erythema chronicum migrans, welches allmählich immer großflächiger wird und dabei zentral abblaßt (wandern, wegziehen – lat. migrare). Typischerweise bleibt es über Wochen bis Monate als wandernder Ring bestehen.

Im Verlauf der Erkrankung kann es – wie auch bei der FSME – zur Meningitis, Enzephalitis und Myelitis kommen. Durch Befall der Nervenwurzeln kann sich aber außerdem eine schmerzhafte Meningoradikuloneuritis entwickeln (Morbus Bannwarth). Zusätzlich können die Lyme-Arthritis, eine vorwiegend Knie- und Sprunggelenke betreffende Entzündung, die Acrodermatitis chronica atrophicans („Pergamenthaut"), Myalgien und selten eine Myokarditis auftreten.

Behandelt wird die Borreliose mit Antibiotika z.B. Penicillin oder Tetrazyklin. An einem Impfstoff für Europa wird zur Zeit gearbeitet. Da die Erreger in der Regel erst einen Tag nach Beginn des Blutsaugens übertragen werden, kann die Gefahr einer Borrelien-Übertragung durch schnelles Entfernen der Zecken vermindert werden. Keinesfalls sollte man daher versuchen, sie mit Öl, Klebstoff, Creme oder Nagellack zu ersticken, wie fälschlicherweise noch oft propagiert wird. Mit drehenden Bewegungen wird die Zecke herausgezogen, ohne sie dabei zu zerdrücken. Natürlicherweise fallen die Tiere nach einigen Tagen von selbst ab, wenn sie sich voll Blut gesogen haben. Im Aussehen ähneln sie dann dem **Samen des Rizinus** und bekamen deshalb den lateinischen Namen **Ixodes ricinus**. Die Samen dieser für die Medizin wichtigen Pflanze sind glatt, marmoriert und glänzend (s. Abbildung 68).

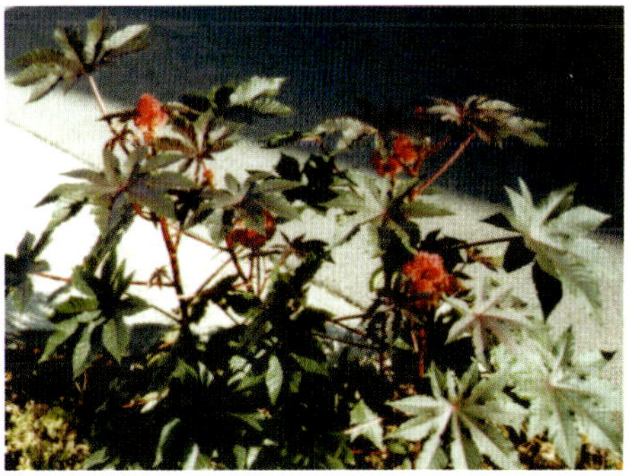

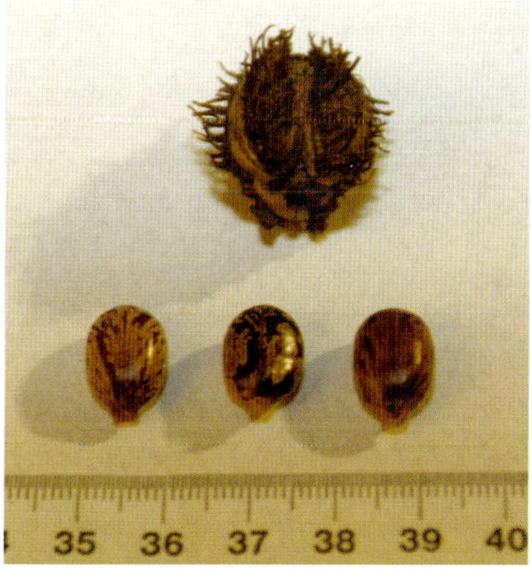

Abbildung 68: Rizinusstrauch (Ricinus communis), auch Wunderbaum oder Palma Christi genannt. Die Samen (Bild rechts) sehen einer vollgesogenen Zecke ähnlich; vergleiche mit Abbildung 66

Der in den tropischen Gebieten Afrikas und Indiens beheimatete, hochwüchsige Rizinusstrauch wird häufig in Gärten der mediterranen Zone und in Plantagen angepflanzt. Je nach Standort erreicht dieses schnellwüchsige Wolfsmilchgewächs eine Höhe von bis zu drei Metern. In ihrer Heimat kann die Pflanze sogar noch wesentlich größer werden. Die Rizinussamen liegen in mit Stacheln besetzten kugeligen, roten, später dann bräunlichen Früchten (Abbildung 68) und sind sehr giftig! Schon etwa zehn Stück können für einen Menschen tödlich sein.

Durch kaltes Auspressen der geschälten Samen wird das Rizinusöl (Oleum ricini) gewonnen. Es wird anschließend mit Wasser gekocht. Das Auskochen dient dazu, einige darmreizende Stoffe und eventuell beim Pressen übergegangenes Ricin zu zerstören, jenes hitzeempfindliche Eiweiß, welches ein starkes Blutgift ist und normalerweise im Presskuchen verbleibt. Das Öl weist einen sehr schwachen, aber charakteristischen Geruch auf. Es ist klar, farblos bis blaßgelb und hat einen nicht unangenehmen Geschmack.

Schon von den Ägyptern wurde das dickflüssige Rizinusöl vorwiegend als Brennöl für ihre Lampen benutzt und auch die Griechen schätzten es als Heilmittel. In früheren Zeiten hat es darüber hinaus zum Salben gedient, jenem im Orient verbreiteten Ritus, wie er uns in der Bibel beschrieben wird. Bei innerlicher Anwendung half Rizinusöl bei Verstopfung. Und noch heute wird es als mildes, dünndarmwirksames Abführmittel verwendet und daher bei akuter oder chronischer Verstopfung sowie bei Vergiftungen eingesetzt. Die laxierende Wirkung tritt, je nach Dosierung, unterschiedlich rasch ein: nach Einnahme von 15–30 g (1–2 Eßlöffel) binnen 2–4 Stunden. Auch rektal verabreicht wirkt es abführend und kann daher Klistieren beigefügt werden. Rizinusöl ist zudem ein kosmetischer Hilfsstoff und wichtiger Bestandteil bestimmter fetthaltiger Umschlagverbände. In der Technik findet es als Schmiermittel Anwendung.

*****

Der Ursprung des Äskulap-Stabes

Der Äskulap-Stab ist das Attribut des **Asklepios**, griechischer Gott der Heilkunde und Sohn des Apollon. Sein lateinischer Name ist „Aesculapius“, im Deutschen „Äskulap“. Von Etymologen wird Asklepios mit „Eidechse“ bzw. „Schlangenstab“ übersetzt[44)], aber auch die Übersetzung mit „Wurmfänger“ aus „ascaris = der Wurm“ und „lepsis = Fangen“ ist möglich.[91)] Neben den unklaren sprachlichen Analysen gibt es aber noch aus der Parasiten-Heilkunde Hinweise auf die Herkunft des Äskulap-Stabes. Dieses uralte Symbol für die Heilberufe scheint ein Instrument zur Tötung eines lästigen Parasiten zu sein.[91)]

Der Befall mit dem **Medinawurm** (Dracunculus medinensis, auch Guinea- oder Drachenwurm genannt) ist eine besonders in Indien, Afrika und im arabischen Raum verbreitete Erkrankung. Die Drakunkulose, wie die medizinische Bezeichnung lautet, betrifft nach Angaben der Weltgesundheitsorganisation (WHO) jährlich ca. drei Millionen Menschen. Die Larven des Medinawurms befallen Planktonkrebschen (Copepoden) der Gattung Cyclops und gelangen mit ihrem Zwischenwirt über das Trinkwasser in den menschlichen Körper. Die nach der Verdauung der verschluckten Süßwasserkrebschen freigewordenen Larven entwickeln sich binnen 10 bis 14 Monaten zur Geschlechtsreife. Während die nur 12–40 mm langen und ca. 0,4 mm breiten Männchen bald nach der Begattung absterben, wandern die ca. 100 cm (!) lang und 1–2 mm breit werdenden weiblichen Exemplare meist bis zu den Füßen. Der Wurmkörper liegt in einer bindegewebigen Scheide meistens in der Subkutis. Über dem Vorderende des Wurms kommt es an der Haut des Menschen zunächst zu einer lokalen Gewebsreaktion[53)], später zum blasigen Geschwür, das durch Abkühlen und Benetzen mit Wasser aufbricht. Der Wurm kann dann seine Larven ins Wasser entlassen, wo sie die Krebschen befallen und einen neuen Parasitenzyklus in Gang setzen.

Neben den Schmerzen, die die Wanderung des Wurms durch den Körper verursacht, leiden die Patienten an einer generalisierten Urtikaria, Gesichtsödemen, Gelenkergüssen, gelegentlich auch an Asthma. Komplizierend ist eine bakterielle Sekundärinfektion, die sich entlang des Wurmkanals in die Tiefe ausbreiten kann, wobei mißglückte Extraktionsversuche begünstigend wirken.

Man kann den Parasiten behutsam herausziehen. Durch kaltes Wasser wird er nach draußen gelockt, mit einem gespaltenen Holzstab fixiert und langsam um diesen gewickelt. Die für den Patienten sehr schmerzhafte Prozedur dauert mehrere Tage. Das dazu benutzte Stäbchen mit dem aufgewickelten Wurm wird als der vorgeschichtliche Ursprung des Äskulap-Stabes gedeutet.[91)]

*****

Tropenmedizin

Erkrankung	*Überträger*	*Erreger*
Malari***a***	**A**no**p**heles-Mücke	**P**lasmodien

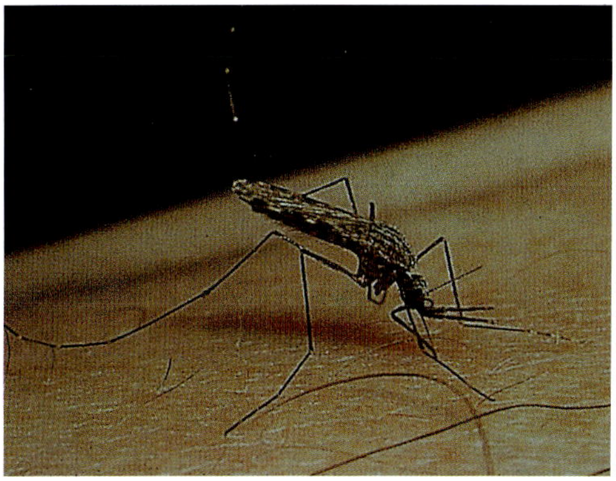

Abb. 69: Nur die Weibchen der Anopheles-Mücke stechen und können so die Erreger der Malaria von Mensch zu Mensch übertragen[19)]

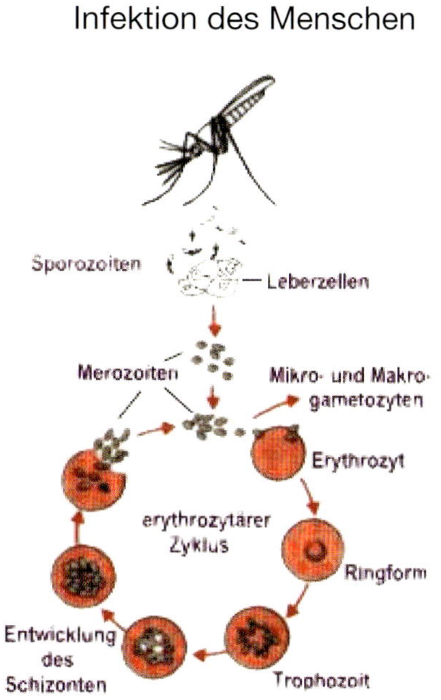

Abb. 70: Inokulierte Sporozoiten wandern direkt in die Leberzellen. Durch Teilung entstehen dort Merozoiten, die rote Blutkörperchen befallen. Aus den zugrunde gehenden Erythrozyten werden wiederum Merozoiten frei, die erneut rote Blutkörperchen befallen (erythrozytärer Zyklus). Einige der Merozoiten entwickeln sich jedoch weiter zu Geschlechtsformen (Gametozyten); nach[112)]

Plasmodien sind einzellige Malaria-Parasiten, die sich zunächst in den Leberzellen und anschließend in zyklischer Abfolge in den Erythrozyten ungeschlechtlich vermehren und dabei mehrere Entwicklungsstadien durchlaufen (Abbildung 70). Die Erreger lassen sich unter dem Mikroskop im Blutausstrich und „Dicken Tropfen“ erkennen. Der Rhythmus des Erythrozytenbefalls bestimmt den Fieberrhythmus, z.B. bei der Malaria tertiana typischerweise alle 48 Stunden. Die geschlechtliche Vermehrung hingegen kann nur in der Anopheles-

Mücke (Abbildung 69) ablaufen, weshalb die Mikr♂- und Makr♀gametozyten auf den nächsten Besuch dieses Insekts warten müssen.

*****

Erkrankung	*Überträger*	*Erreger*
Schlafkrankheit	Tsetse-Fliege	Trypanosomen

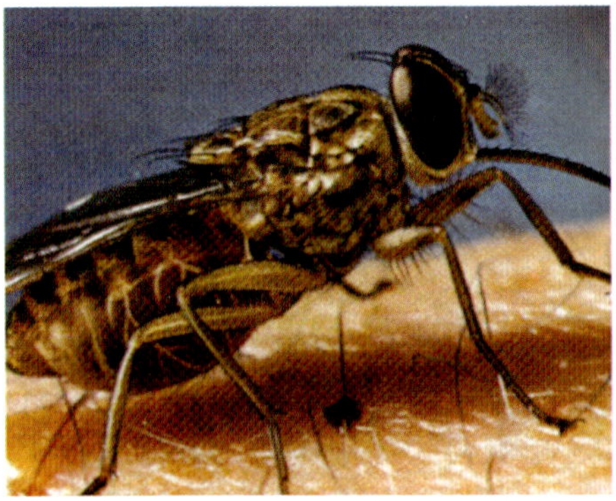

Abbildung 71: Die Tsetse-Fliegen sind Blutsauger. Beim Stich können sie die Erreger der Schlafkrankheit auf den Menschen übertragen[114)]

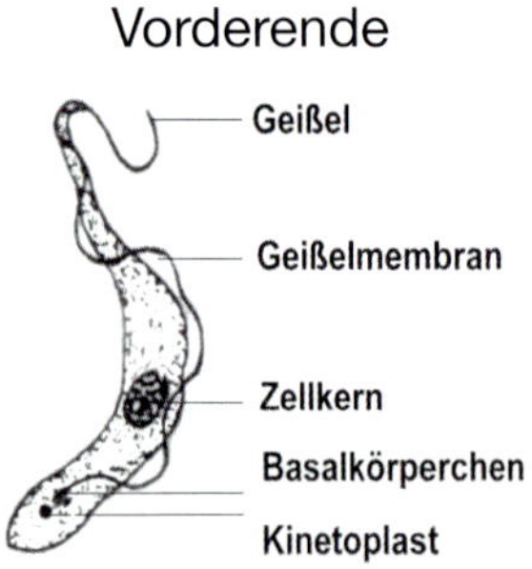

Abbildung 72: Trypanosom in seiner für Übertragungsstadien typischen Gestalt. Ein 0,02–0,03 mm langes, im Blut des Menschen schmarotzendes Geißeltierchen

Die Schlafkrankheit verursachen die Arten Trypanosoma brucei gambiense und T. b. rhodesiense. Die häufigste Art dieser Parasiten, T. b. gambiense, findet man vorwiegend in West- und Zentralafrika, während die Art T. b. rhodesiense hauptsächlich in Ostafrika vorkommt. Die Buchstaben für das Wort „Afrika" sind übrigens in dem Wort „Schlafkrankheit" enthalten!

*****

Erkrankung	*Überträger*	*Erreger*
Chagas-Krankheit	Raubwanze	Trypanosoma cruzi

Die Chagas-Krankheit, auch amerikanische oder brasilianische Trypanosomiasis genannt, kommt in Süd- und Mittelamerika vor, dem Verbreitungsgebiet der Raubwanzen (Reduviidae), die den Parasiten Trypanosoma cruzi auf den Menschen übertragen (Abbildung 73). Im Unterschied zu den Erregern der Schlafkrankheit (Abbildung 72) besitzen die Chagas-Krankheit verursachenden T. cruzi einen wesentlich größeren Kinetoplasten.

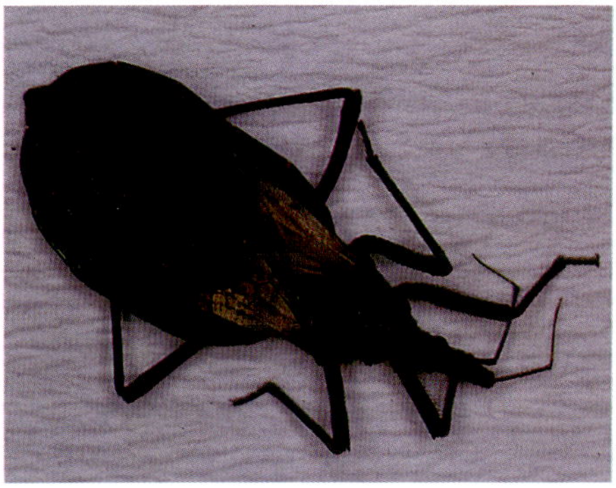

Abb. 73: Triatoma infestans. Die Raubwanzen legen ihren Kot, der die Trypanosomen enthält, meist bei der Blutmahlzeit direkt neben den Stichkanal ab. Die Infektion erfolgt, wenn sich der Wirt an der juckenden Stelle kratzt und dadurch die Erreger in die Stichwunde gelangen[19)]

*****

Klinische Chemie

Stechapfelform

Die stechapfelförmige Gestalt der **Erythrozyten** ist typisch für eine zu langsame Lufttrocknung eines Blutausstrichs. Sie kann auch als Schrumpfungsartefakt durch das Einwirken hypertoner Lösungen hervorgerufen werden (Abbildung 74). In hypertonem Urin kommt es diffusionsbedingt ebenfalls zur Stechapfelform durch Schrumpfung der Erythrozyten, wobei sich an deren Oberfläche sogenannte „spikes" ausbilden (Abbildung 75).

Ammoniumurat-Kristalle sind gelbbraune Kugeln mit zackigen Spitzen, die sich im Harnsediment finden (s. Abb. 76). Diese stechapfelförmigen Kristalle sollen klinisch nicht bedeutsam sein, werden aber oft gebildet, wenn in der Harnblase im Urin Ammoniak entsteht, z.B. bei einer bakteriell bedingten Zystitis.

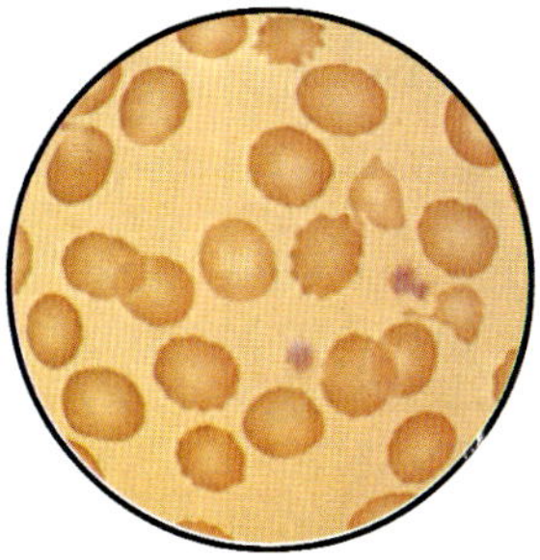

Abb. 74: Stechapfelförmige Erythrozyten im Blutausstrich nach Einwirkung einer hypertonen Lösung[59)]

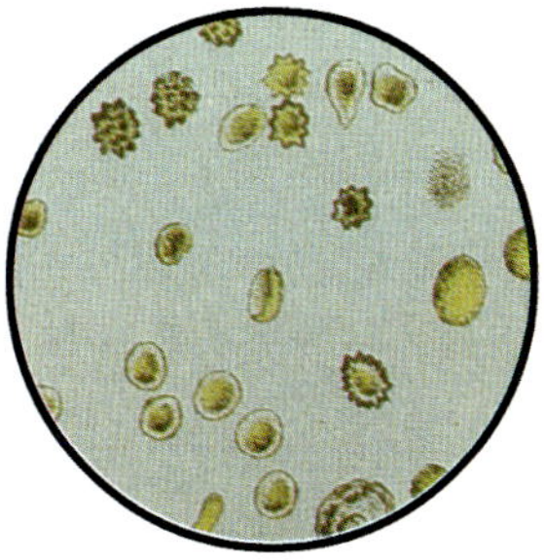

Abb. 75: Sogenannte Stechapfelformen in hypertonem Urin[109)]

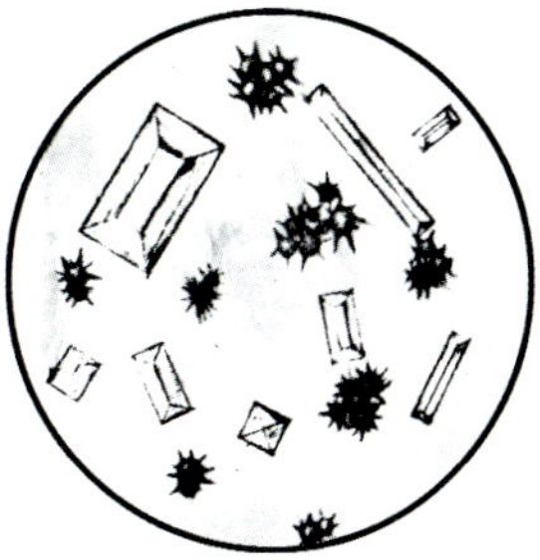

Abb. 76: An ihrer Farbe und Stechapfelform erkennbare Ammoniumurat-Kristalle im Harnsediment bei alkalischem pH-Milieu[58)]

– lichtmikroskopische Aufnahmen –

Der Gemeine Stechapfel (Datura stramonium) gehört zu den Nachtschattengewächsen und ist in Deutschland eingebürgert, die eigentliche Heimat ist schwer festzustellen. Abbildung 77 zeigt neben der Blüte die stachelige Kapselfrucht, von der der Ausdruck „stechapfelförmig“ stammt.

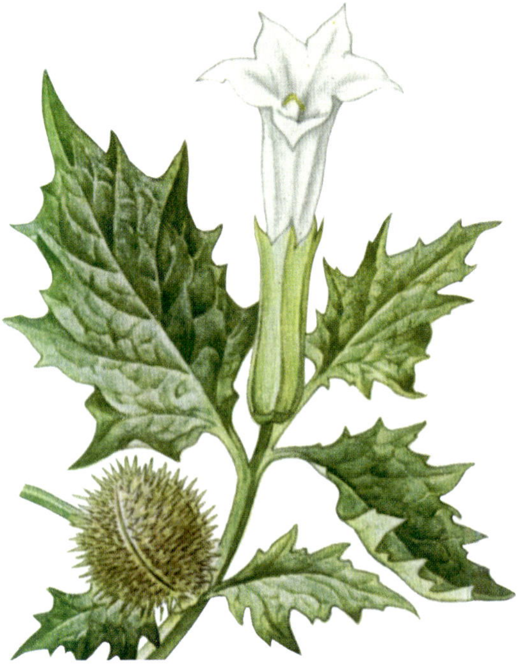

Abbildung 77: Der Gemeine Stechapfel (Datura stramonium)[25)]

*****

Beim **Diabetes mellitus** (Zuckerkrankheit) kommt es beim Typ I (= juveniler = jugendlicher Typ) durch einen Mangel an blutzuckersenkendem Insulin zum Anstieg der Glukose im Blut. Steigt der Blutzucker über 180 mg% (sogenannte Nierenschwelle), erscheint die Glukose im Urin (Glukosurie), wobei Werte > 30 mg% als pathologisch zu werten sind. Die physiologische Glukosurie liegt bei 15–20 mg%. Es sollte allerdings bemerkt werden, daß eine Glukosurie für sich allein noch nicht beweisend ist, sondern auch andere Ursachen haben kann. Da die Glukose osmotisch wirksam ist, zieht sie zusätzlich Wasser mit, und es kommt zur gehäuften (Pollakisurie) und vermehrten Harnausscheidung (Polyurie). Der Betroffene trinkt vermehrt (Polydipsie), um den Flüssigkeitsverlust auszugleichen.

Es ist heute möglich, die Glukose im Urin mit Hilfe von Teststreifen zu messen. Dazu werden diese mit einem besonderen Indikator versehenen „Sticks“ in den Urin getaucht. Anschließend wird die Färbung des Indikators mit einer Vergleichsskala verglichen und der Zuckergehalt abgelesen.

In früheren Zeiten, als es keine der modernen Möglichkeiten gab, mußten sich die Gelehrten anderer Methoden bedienen. Eine davon war das Abschmecken. Dazu wird folgende Anekdote berichtet:[67)]

In einem Kolleg spricht Johann Lucas Schönlein (1793–1864) von Eigenschaften, die Medizin-Studenten vor allem anderen auszeichnen müßten: *„Beobachtungsgabe auch für das Kleinste und vor nichts Ekel und Abscheu."* So zum Beispiel die Prüfung des Urins. *„Also, meine Herren, den Finger hinein und auf der Zunge erprobt."* Nun sollten die Schüler die vorgemachte Probe des Meisters nachmachen. Es muß für Schönlein interessant und amüsant gewesen sein, diesen Leckversuch der Studenten und die entsprechenden Grimassen beobachten zu können. *„Nun, ich sehe mit Freuden, daß Sie alle den Ekel überwunden haben. Leider fehlt Ihnen allen aber noch die Beobachtungsgabe, sonst hätten Sie bemerkt, daß ich mit dem zweiten Finger der rechten Hand in das Glas hineinfuhr, aber am dritten geleckt habe."*

*****

Pharmakologie

Eine wichtige Wirkstoffgruppe in der Arzneimittellehre bilden die **Benzodiazepine**. Das bekannteste Präparat dieser Gruppe ist das Diazepam (Valium®). Benzodiazepine sind auf Grund ihrer vielschichtigen Eigenschaften bei verschiedenen Indikationen angezeigt (z.B. bei Schlafstörungen, psychoreaktiven oder psychogenen Störungen, im Status epilepticus, beim Morbus Sudeck) und werden darum in der Praxis häufig eingesetzt. Nicht nur deshalb sollte man die Wirkungen bzw. Nebenwirkungen gut kennen. Ein Vierzeiler hilft dabei. Benzodiazepine sind:

angst- und spannungslösend,
sedativ,
muskelrelaxierend,
antikonvulsiv.

Beachte: Die wichtige **atemdepressorische** Eigenschaft fehlt in dieser Aufzählung.

*****

Therapie der Eisenmangelanämie

Die Eisenmangelanämie stellt mit ca. 80% die häufigste Form aller Anämien dar. Therapeutisch ist Eisen möglichst peroral (per os) zu verabreichen. Dies führt bei etwa 50% der Patienten zu Magen-Darm-Störungen wie Übelkeit, Erbrechen, intestinalen Krämpfen, Durchfällen (gelegentlich aber auch zu leichter Obstipation). Diese sind bei Ferri-Verbindungen stärker ausgeprägt als bei Ferro-Verbindungen. Nur diese sollen deshalb für die orale Therapie verwendet werden. Zweiwertiges Eisen (Ferro) wird zudem 10 mal besser resorbiert als dreiwertiges Eisen (Ferri).

Bei bestimmten Indikationen wie z.B. bei entzündlichen Magen-Darm-Erkrankungen, Malabsorptionssyndrom oder schweren Nebenwirkungen der oralen Therapie ist eine parenterale Eisengabe angezeigt. Parenteral aber stets nur dreiwertiges Eisen verabreichen. Die intravenöse Gabe von Eisen kann Schäden an der Gefäßwand verursachen und darüber hinaus, auch bei korrekter Dosierung, bei 0,5–1% der Patienten zu unterschiedlichsten Nebenwirkungen führen. Die Hauptgefahr bei der parenteralen Applikation besteht in der Zirkulation freien Eisens bei akutem Überschreiten der Bindungskapazität des Plasma-Transferrins. Dies kann zu tödlichem Kreislaufschock führen. Die besten i.v.-Präparationen sind diejenigen, die das Eisen organisch gebunden enthalten und möglichst langsam gespalten werden, so daß immer nur sehr wenig ionisiertes Eisen in die Blutbahn gelangt. Die i.m.-Injektion von Eisen ist nur angezeigt, wenn die orale bzw. intravenöse Applikation nicht möglich ist, z.B. bei schlechten Venen. Es kann dabei zu Hautverfärbungen an der Einstichstelle kommen, und die Injektion ist zudem schmerzhaft. Merke:

Ferr**o**-Verbindungen für die **o**rale Therapie enthalten zweiwertiges Eisen (zw**o**).

Ferr**i**-Verbindungen für die **i**.v.- oder **i**.m.- Applikation enthalten dreiwertiges Eisen (tr**i**).

*****

Das **Mutterkorn** (Secale cornutum) ist die Überwinterungsform des zu den Schlauchpilzen gehörenden Mutterkornpilzes Claviceps purpurea. Aus dem schwarzvioletten, harten, bis zu 3,5 cm langen Körper, Sklerotium genannt, der hornartig aus der Ähre herausragt (Abbildung 78), wachsen im Frühjahr kleine Schläuche, die Pilzköpfe tragen. Sie bringen durch einen geschlechtlichen Prozeß entstandene Sporen hervor, die vom Wind auf die Narbe einer Roggenblüte geweht werden, und so den Roggen infizieren können (= Primärinfektion). Sie keimen und bilden ein Myzel, welches durch ungeschlechtliche Teilung zahllose Sporen (Konidien) erzeugt, die in einem zuckerhaltigen, klebrigen Saft eingebettet sind. Dieser Honigtau wird von der Wirtspflanze sezerniert und kann andere blühende Ähren infizieren, indem er durch Insekten oder durch Berührung benachbarter Ähren übertragen wird (= Sekundärinfektion). Aus dem Myzel entwickelt sich im Verlauf von einigen Wochen das Sklerotium, jener dunkle Zapfen, den man als Mutterkorn bezeichnet. Der Roggen bietet dem Pilz die besten Bedingungen. Nur in ganz feuchten Sommern, wenn die Zeit der Blüte sich in die Länge zieht, wird in geringem Maß auch der Weizen und die Gerste befallen.

Das Mutterkorn hat, wie kaum eine andere Droge (= in der Medizin verwendeter [Roh]stoff aus dem Pflanzen- oder Tierreich), eine interessante Geschichte, in deren Verlauf sich die Rolle und Bedeutung vom gefürchteten Giftträger zur Fundgrube von Heilmitteln wandelte.

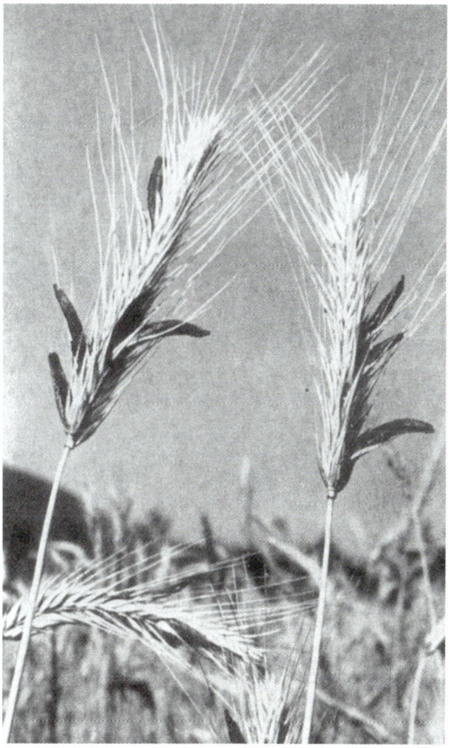

Abbildung 78: Vom Mutterkornpilz befallene Roggenähren[66]

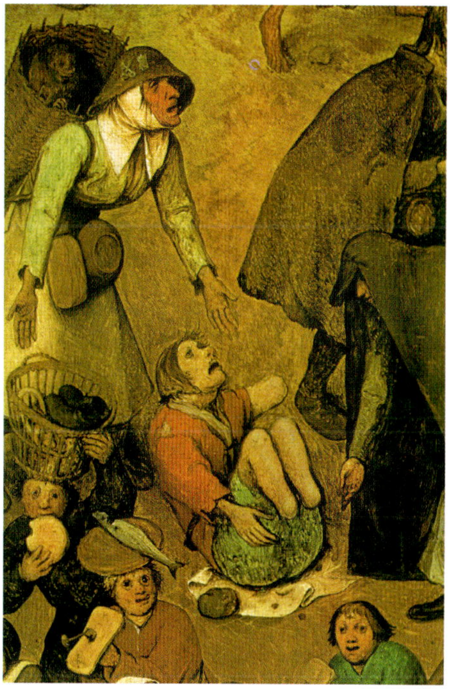

Abbildung 79: Ausschnitt aus „Der Streit zwischen Fasching und Fasten" (1559), von Pieter Breughel dem Älteren. Zustand nach Mutterkornvergiftung (Kunsthistorisches Museum, Wien)[10]

Durch ins Mehl gelangtes Mutterkorn traten im Mittelalter in Roggenanbaugebieten (besonders Frankreich und Deutschland) schwere Vergiftungserkrankungen auf, **Ergotismus** genannt. Die alten Griechen und Römer hatten wenig darunter zu leiden. Das ist verständlich, denn rund um das Mittelmeer wurde der Roggen im Altertum kaum angebaut. Beträgt die Beimengung zum Getreide mehr als 1%, manchmal auch weniger, können Vergiftungen auftreten. Man unterscheidet zwischen dem Ergotismus convulsivus, der mit Kribbeln der Haut („Kriebel- oder Kribbelkrankheit"), Schwindel, Erbrechen, Krampfanfällen einhergeht, und dem Ergotismus gangraenosus, bei dem es wegen der vasokonstriktorischen Wirkung zu Durchblutungsstörungen der Hände und Füße kommt und der daher durch trockenen Brand einzelner Glieder und Verstümmelungen insbesondere der Extremitäten gekennzeichnet ist.

Der Ausschnitt des Bildes „Der Streit zwischen Fasching und Fasten" von dem Maler Pieter Breughel d. Ä. zeigt eine Pilgerin und ihren Sohn (Abbildung 79): Der Sohn sitzt auf einem weißen Tuch, seine beiden Füße und ein Unterarm fehlen. Dieses wird als Zustand nach einer Mutterkornvergiftung betrachtet. Links im Bildausschnitt sieht man eine Person, die einen Laib Brot ißt.

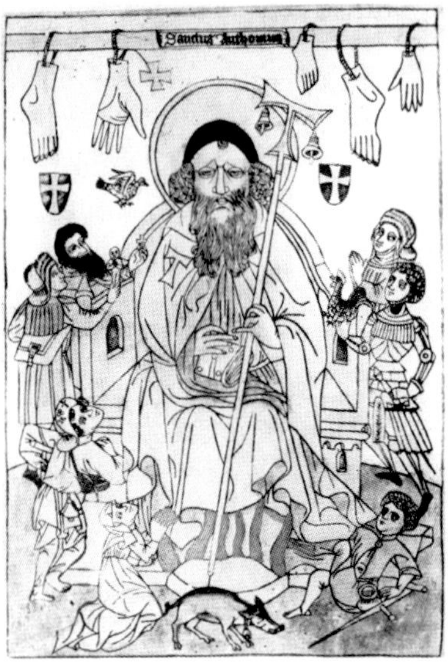

Abbildung 80: Der heilige Antonius, umgeben von an Ergotismus Erkrankten. Holzschnitt Ende des 15. Jahrhunderts (Original Staatlich-Graphische Sammlungen, München)[66]

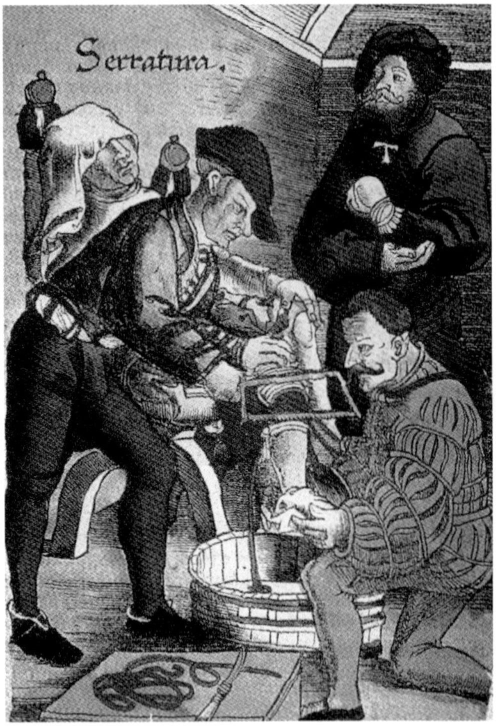

Abbildung 81: Die linke Hand des Zuschauers ist vom Antoniusfeuer heimgesucht worden. An der Brust trägt er das T-förmige Antoniuskreuz[12]

Diese epidemieartig auftretenden Mutterkornvergiftungen wurden Ignis sacer, feu sacré oder Antoniusfeuer genannt, nach dem Heiligen Antonius, Schutzpatron des 1093 in Vienne (Frankreich) gegründeten Ordens, der sich besonders der Pflege an Ergotismus Erkrankter annahm (Abbildungen 80 und 81).

Als Arznei wurde das getrocknete Sklerotium verwendet. Es enthält mehrere pharmakologisch stark wirksame Alkaloide (= Mutterkorn-Alkaloide), außerdem Azetylcholin, Cholin und biogene Amine wie Histamin und Tyramin. Die „klassischen" Mutterkorn-Alkaloide Ergometrin, Ergotamin und die Ergotoxine (Ergocristin, Ergocornin, Ergocryptin) leiten sich chemisch von der Lysergsäure ab und haben ein breites Wirkspektrum. Sie besitzen sowohl Adrenalin- als auch Serotonin-antagonistische Eigenschaften, wirken gefäßverengend durch Kontraktion der kleinen Blutgefäße, sind wehenerzeugend und auch zentral wirksam (z.B. Bradykardie, Vasodilatation, Mydriasis, Hyperthermie). Die Eigenschaften sind jedoch bei den einzelnen Substanzen unterschiedlich stark ausgeprägt.

Wegen der kontrahierenden Wirkung auf den Uterus wurde Mutterkorn als Wehenmittel eingesetzt. Die Anwendung war nicht unumstritten. Als ungünstig erwies sich die Ungleichheit der Wirkung. Sie war mal zu stark, mal zu schwach. Grund dafür ist, so weiß man heute, daß die wirksamen Substanzen in den frischen Drogen in ganz verschiedenen Mengen vorhanden sind. Hinzu kommt, daß Lagerung, Licht und Sauerstoff deren Wirkung verringern. Die größten Verheerungen traten stets im Herbst auf, wenn infolge von Notzeiten das Korn bald nach der Ernte gemahlen und verbacken wurde.

Weil der Wirkstoffgehalt stark schwankt, ist die Anwendung von Zubereitungen aus der Droge heute obsolet. Die für pharmazeutische Zwecke benötigten Alkaloide werden partialsynthetisch aufgebaut oder in Fermenteranlagen von bestimmten Zuchtlinien des Pilzes produziert. Für die moderne Medizin haben verschiedene Mutterkorn-Alkaloide und ihre Derivate Bedeutung.

Ergometrin (= Ergobasin) und das partialsynthetische Methylergometrin werden in der Geburtshilfe zur Stillung von Nachgeburtsblutungen und bei einer Uterusatonie post partum angewendet.

In Kombination z.B. mit Koffein wird Ergotamin zur Behandlung der Migräne erfolgreich eingesetzt. Es ist ein zentraler Alpha-Rezeptorenblocker und peripherer Vasokonstriktor. Dieser periphere vasokonstriktorische Effekt überdeckt stets die zentralbedingte Senkung des Gefäßtonus. Das partialsynthetische Dihydroergotamin ist ein Alpha-Rezeptorenblocker mit Intrinsic Activity und wird zur Migräneprophylaxe, aber auch bei Hypotonie eingesetzt. Es darf bei arteriellen Durchblutungsstörungen (AVK) und in der Schwangerschaft nicht eingesetzt werden.

Das Ergotoxin-Gemisch ist ein Sympatholytikum und Vasokonstriktor. Die partialsynthetisch gewonnenen Dihydro-Derivate stellen Vasodilatatoren dar u.a. zur Behandlung von peripheren Durchblutungsstörungen.[116)]

Ein weiterer Abkömmling der Lysergsäure, das synthetisch dargestellte Lysergsäure-Diäthylamid, kurz als LSD bezeichnet, wirkt halluzinogen. Ein LSD-Rausch kann bereits bei einer Dosis von 0,05 mg (!) ausgelöst werden. Durch chemische Abwandlung der molekularen Struktur der Lysergsäure konnte die Serotonin-antagonistische Wirkkomponente verstärkt (Methysergid) oder eine Dopamin-agonistische (Bromocriptin) erreicht werden. Methysergid findet als Migränemittel Anwendung, Bromocriptin wird als Mittel beim Morbus Parkinson und zum Abstillen (Prolaktinhemmer) eingesetzt.

Auf eine Gefahr bei der Verwendung von Getreide aus alternativem Anbau sei hingewiesen: Wer Getreide selbst mahlt, muß vorher auf verdächtig dunkle Körner achten. Im industriellen Mühlenbetrieb wird das Mutterkorn vor dem Schroten und Mahlen durch sogenannte Tisch- und Leichtkornausleser, die nach Elastizität und Dichte trennen, entfernt.

*****

Angina pectoris und das Nitroglycerin

Leitsymptom der Koronarinsuffizienz und speziell der koronaren Herzkrankheit (KHK) ist die **Angina pectoris**: Vorwiegend hinter dem Brustbein (retrosternal) lokalisierte Schmerzen, die durch

– körperliche und
– seelische Belastungen (Streß)

ausgelöst werden und von kurzer Dauer sind (Sekunden bis Minuten). Diese Schmerzen können zum Hals, Unterkiefer, in die Schultergegend und bis in den Oberbauch ausstrahlen. Typischerweise werden sie im linken Arm empfunden, selten rechts, und können bis in die ulnaren Fingerspitzen ziehen. Manche Patienten klagen lediglich über ein retrosternales Druckgefühl, andere über ein beklemmendes, gürtelförmiges Engegefühl im Brustkorb mit Erstickungs- und Todesangst, selten auch über Dyspnoe (Angina pectoris = lat. Enge in der Brust). Neben den körperlichen und seelischen Belastungen können auch

– kalte Außentemperaturen,
– ein voller Magen bzw. schwere Mahlzeiten (Roemheld-Syndrom) und
– Nikotingenuß

diese Symptome verstärken bzw. einen Angina-pectoris-Anfall auslösen.

Die eine Angina pectoris (Stenokardie) begünstigenden bzw. **auslösenden Faktoren** sind in einer Zeichnung zusammenfassend dargestellt und lassen sich somit leicht einprägen (Abbildung 82).

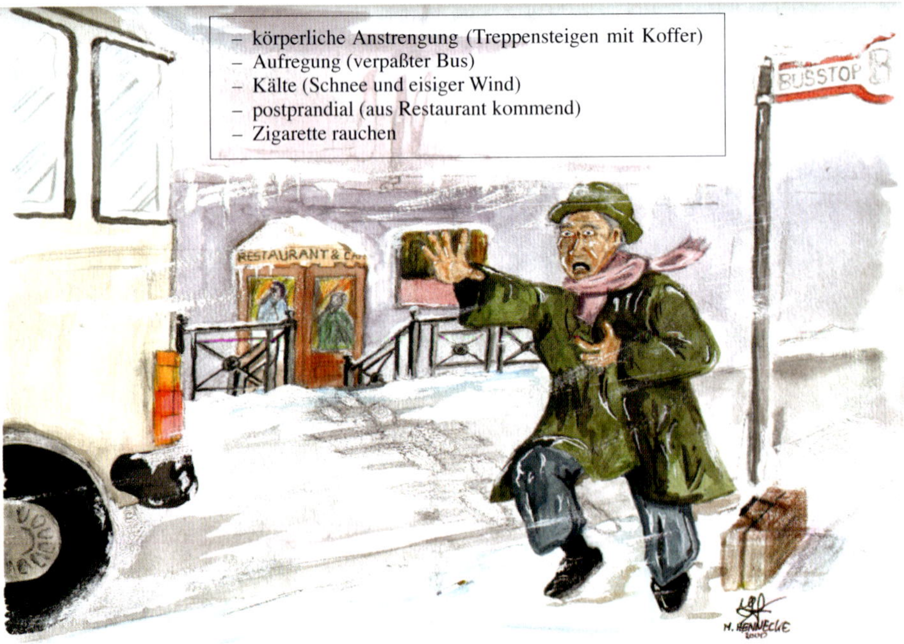

Abbildung 82: Angina pectoris begünstigende bzw. auslösende Faktoren bildhaft zusammengefaßt;[60] *nach*[97]

Ursache der Stenokardie ist eine Lumeneinengung der Herzkranzgefäße meist durch arteriosklerotische Wandveränderungen. Ab einem kritischen Wert (ca. 70%) kann es zu einem belastungsabhängigen Mißverhältnis von Sauerstoffangebot und -bedarf am Herzmuskel kommen. Die Angina pectoris ist nicht Zeichen einer beginnenden Koronarerkrankung, sondern meist der Ausdruck einer kritischen Stenose. Ein normales Ruhe-EKG ist kein Beweis für das Fehlen einer Koronarerkrankung, entscheidend ist das Belastungs-EKG. Es ist besonders für die Frühdiagnose von grundlegender Bedeutung. Muldenförmige oder absteigend verlaufende ST-Streckensenkungen mit terminal-negativen T-Wellen sind Ausdruck der Ischämie.

Bei jeder Erstangina, Ruhe-Angina und geringer werdender Belastbarkeit sowie bei Zunahme der Beschwerden (Crecendo-Angina) bzw. des Bedarfs an antianginösen Medikamenten spricht man von instabiler Angina pectoris oder einem Präinfarktsyndrom. Stets ist eine stationäre Einweisung und intensivmedizinische Therapie (u.a. Nitroglycerin i.v.) nötig, da ein erhöhtes Infarktrisiko besteht.

Wir sprechen von einer stabilen Angina pectoris, wenn die Symptome regelmäßig bei derselben Belastungsstufe auftreten (tagesabhängige Schwankungen sind dabei möglich) und gut auf Nitrate ansprechen. Im typischen Fall verschwinden die Beschwerden nach der Nitratmedikation und körperlicher Ruhe. Therapeutikum der ersten Wahl ist auch hier das **Nitroglycerin** (= Glyceryltrinitrat = Glycerintrinitrat). Es kann im akuten Anfall als Nitrospray oder in Form von Zerbeißkapseln verabreicht werden (sublingual), und führt u.a. wegen der vorwiegenden Vorlastsenkung („venöses pooling“) zur Verringerung des myokardialen Sauerstoffverbrauchs und damit zur raschen Beschwerdefreiheit (s. auch „Alfred Nobel und das Nitroglycerin“, Seite 30 ff.).

Zur Anfallsprophylaxe und Dauerbehandlung eignet sich beispielsweise das sogenannte Nitropflaster, da das Glyceryltrinitrat recht gut durch die Haut dringt. Wichtig bei einer Langzeittherapie ist die Vermeidung einer **Toleranzentwicklung** (– Abschwächung bzw. Verlust der pharmakologischen Eigenschaft unter Langzeiteinnahme) durch ein nitratfreies Intervall. Ganz anders bei den Munitionsarbeitern. Sie waren während ihrer Arbeit hohen Dauerkonzentrationen ausgesetzt und wollten ihre gegen das Nitroglycerin entwickelte Toleranz aufrechterhalten. Zur Vermeidung des häufigen **„Montagskopfschmerzes“** trugen bekanntlich viele von ihnen mit Nitroglycerin imprägnierte Schweißbänder in ihren Hüten über das Wochenende.[1)]

Organische Nitrate, wie das Glyceryltrinitrat, wirken vasodilatorisch durch eine Beeinflussung der glatten Muskulatur der Gefäße. Vor allem sind die Venen betroffen, besonders empfindlich reagieren auch Hautgefäße des Kopf- und Halsbereiches und die Koronarien. (Cave! Raub-Effekt: Eine Öffnung der nichtsklerotisch veränderten Strombahnen des Herzens leitet das Koronarblut von den stenosierten Gefäßstrecken ab und kann somit die Sauerstoffversorgung ischämiegefährdeter Myokardgebiete verschlechtern und eine Angina-Symptomatik gar verstärken!)

Das Glyceryltrinitrat wird üblicherweise „Nitroglycerin“ genannt. Diese Bezeichnung ist aber nicht korrekt, da bei einer Nitro-Verbindung die Stickstoff-Atome der Nitro-Gruppe direkt am Kohlenstoff-Atom gebunden sind ($H_2C - NO_2$). Hingegen ist bei dem Glyceryltrinitrat der Kohlenstoff über ein Sauerstoff-Atom mit dem Stickstoff verbunden, nach der für Ester charakteristischen Atomfolge: C-O-*Atom*=O (wobei *Atom* für N, P, S, C oder auch evtl. noch andere Atome steht). Es handelt sich also um einen Salpetersäureester des Glycerins, dem 1,2,3-Propantrioltrinitrat (Abbildung 83).

$$\begin{array}{c} H_2C - O - NO_2 \\ | \\ HC - O - NO_2 \\ | \\ H_2C - O - NO_2 \end{array}$$

Abbildung 83: Strukturformel vom Glyceryltrinitrat, engl. glycerol trinitrate; eine ***Nitrat-Verbindung****, die üblicherweise „Nitroglycerin“ genannt wird; s. auch Abbildung 19, Seite 31. Summenformel* $C_3H_5N_3O_9$

Bei dem in der Medizin eingesetzten Nitroglycerin handelt es sich also tatsächlich um das von Ascanio Sobrero entdeckte Sprengöl, jedoch u.a. in alkoholischer Lösung so verdünnt, daß eine Explosionsgefahr nicht besteht und es in den pharmakologischen Darreichungsformen völlig ungefährlich ist.

Das Nitroglycerin wird im Körper zu Stickstoffmonoxid (NO) metabolisiert. Dadurch wird die lösliche Guanylatzyklase aktiviert und damit die Umwandlung von Guanosintriphosphat (GTP) zum zyklischen 3',5'-Guanosin-Monophosphat (cGMP), welches durch eine Erniedrigung des intrazellulären Kalziums schlußendlich[*)] zu einer Vasodilatation führt.

*****

Arbeitsmedizin

Im Englischen bedeutet die Redewendung **„(as) mad as a hatter“** verrückt, töricht, wirr, dumm, im Verhalten unvorhersagbar. Sie basiert vermutlich auf der lange bekannten Tatsache, daß Hutmacher (= hatter) „often went mad“.[87)] Dieses führt man heute auf eine Erkrankung zurück, die durch den ständigen Kontakt mit Quecksilber hervorgerufen wird, welches früher bei der Filzhut-Herstellung gebraucht wurde. Biber-, Schaf-, Hasen-, Kaninchen- und andere Tierhaare wurden, um sie quellfähig zu machen und um damit die notwendige Verfilzung zu erreichen, mit Beize bestrichen, einer salpetersauren Quecksilberlösung. Anschließend wurden die Haare zu Hüten weiterverarbeitet. In den „Veröffentlichungen aus dem Gebiete der Medizinalverwaltung“ wird detailliert die Herstellung von

---

[*)] der Mechanismus der cGMP-vermittelten Gefäßrelaxation ist bis heute noch nicht vollständig aufgeklärt

Filzhüten beschrieben, wie sie damals ablief und um 1930, dann bereits mit maschineller Hilfe.[8)] Die bei der Fertigung freiwerdenden Quecksilberdämpfe und -stäube können im Organismus zu einer **chronischen Quecksilbervergiftung** führen. In früheren Zeiten wurde es als „normal" angesehen, daß Hutmacher im Laufe ihres (Berufs-)Lebens „erkrankten".

Die erwähnte Redewendung geht zurück auf den ersten bekannt gewordenen, geistig verwirrten Hutmacher, einen Engländer namens Roger Crab, der in Buckinghamshire um 1621 geboren wurde und 1680 starb. Berichtet wird von seinem sehr sonderlichen, exzentrischen Verhalten, das ihn oft in Konflikte mit seiner Umwelt brachte.[150)] Im Alter von etwa 20 Jahren begann er, sich von Wasser, Gras und Brühe aus Wurzeln, Kleie und Rübenblättern zu ernähren.[36)]

Quecksilber (engl. mercury) ist ein silberweißes Metall. (Der Planet Merkur bekam seinen Namen wegen seines metallischen Glanzes, des quecksilberähnlichen Aussehens.) Hydrargyrum, wie das Metall auch genannt wird (chemisches Zeichen Hg), ist das einzige metallische Element des Periodensystems, das bei Zimmertemperatur flüssig ist. Es verdunstet bei dieser Temperatur merklich, da es einen hohen Dampfdruck besitzt und leicht flüchtig ist.

Die Aufnahme von Quecksilber in den Körper kann durch die Atemwege, die Haut und auch gastrointestinal erfolgen. Die Beschwerden sind mannigfaltig. Die chronische Intoxikation, die schon nach wenigen Monaten geeigneter Quecksilberarbeit auftreten kann, ist im wesentlichen durch Befall des Zentralnervensystems gekennzeichnet, besonders dann, wenn das Quecksilber in Dampfform aufgenommen wird. Das metallische Quecksilber durchdringt die Blut-Hirn-Schranke und wird im Hirngewebe zu Hg^{2+}-Ionen umgewandelt, die dort gebunden werden und akkumulieren. Die Betroffenen zeigen eine erhöhte allgemeine Reizbarkeit, nervöse Unruhe, Schreckhaftigkeit, sind ängstlich, stimmungslabil usw. (Erethismus mercurialis). Ferner entwickeln sich eine Stomatitis, ein Intentionstremor (Tremor mercurialis) und Sprachstörungen (Psellismus). Bei weiterem Fortschreiten der Vergiftung werden die Patienten kachektisch.

Eine besonders starke Anreicherung im ZNS findet sich auch nach oraler Zufuhr organischer Quecksilberverbindungen. Die gut lipidlöslichen alkylierten Hg-Verbindungen (wie Ethyl- und Methyl-Quecksilber) erzeugen vorwiegend schwerste neurologische Erkrankungen (Seh- und Hörschäden, Ataxien), emotionale Veränderungen und Psychosen (vgl. Minamata-Krankheit in Japan). Die toxischen Eigenschaften der organischen Quecksilberverbindungen, die sich durchweg auf die Formel $R\text{-}Hg^{+}X^{-}$ zurückführen lassen, werden von dem Kation $R\text{-}Hg^{+}$ bestimmt, das eine hohe Affinität zu SH-Gruppen besitzt und sich z.B. an Eiweiße (Enzyme) bindet, wodurch wichtige Stoffwechselvorgänge blockiert werden. Auch der Therapie der Vergiftung liegt diese Affinität zugrunde. Durch Gabe SH-Gruppen-haltiger, biologisch gut verträglicher Substanzen wird versucht, das Quecksilber abzufangen und die Enzyme zu entlasten. Von dem R- des Kations hängt die Lipidlöslichkeit und damit weitgehend seine Eindringungs- und Akkumulierungsfähigkeit im Gewebe ab. Das Anion X^{-} dieser Quecksilberverbindungen wiederum charakterisiert die physikalischen Eigenschaften wie Dampfdruck, Löslichkeit etc..

Im Zusammenhang mit der chronischen Quecksilbervergiftung ist auch der Roman **„Alice im Wunderland"** von Charles Lutwidge Dodgson interessant. Unter seinem Pseudonym Lewis Carroll[29)] veröffentlicht, schildert er in Kapitel 7 Alices Begegnung mit einem „mad hatter" beim „Fünf-Uhr-Tee". Auszug:

... „Du hast aber unklare Vorstellungen von Zeit!" sagte der Hutmacher. „Wenn du damit so gut bekannt wärst wie ich, würdest du nicht davon reden, daß man *sie* verschwendet. Es ist nämlich ein *Er*."

„Ich weiß nicht, was du damit sagen willst", erwiderte Alice.

„Natürlich nicht!" sagte der Hutmacher und warf höhnisch den Kopf zurück.

„Wahrscheinlich hast du mit ihm noch nie auch nur zwei Worte gewechselt!"

„Das vielleich nicht", räumte Alice nicht ohne Vorsicht ein, „aber ich kenne mich doch sehr gut aus, wenn es zu Haus die Uhrzeit schlägt."

„Da haben wirs schon!" sagte der Hutmacher. „Schläge läßt er sich nicht gefallen. Aber wenn du dich ein bißchen besser mit ihm stellst, tut er fast alles, was du von ihm haben willst. Stell dir zum Beispiel einmal vor, es ist acht Uhr morgens, und gleich beginnt die Schule: nur ein Wort in sein Ohr gewispert, und schon sausen die Zeiger wie im Fluge rundum – ein Uhr! Zeit zum Mittagessen!" ...

... „Das wäre freilich wunderbar", sagte Alice nachdenklich, „nur – dann hätte ich doch noch gar keinen Hunger!"

„Vielleicht nicht gleich", sagte der Hutmacher, „aber du könntest es ja ein Uhr sein lassen, solange du wolltest."

*****

Innere Medizin

Beim Anlegen eines **Elektrokardiogramms** (EKG) an einen Patienten sollte man für die Elektroden immer muskelarme Stellen oberhalb des Hand- und Sprunggelenks wählen, da hier die geringste Störanfälligkeit besteht (Abb. 84). Durch Elektroden am rechten und linken Arm sowie am linken Fuß erhält man die Extremitätenableitungen, bezeichnet mit den römischen Ziffern I, II und III sowie die Ableitungen aVR, aVL und aVF. Entscheidend ist die vorgeschriebene Polung der Elektroden. Bei der Registrierung eines EKG muß auch am rechten Fuß eine Elektrode angebracht werden. Diese dient als „Erdung" zur Stabilisierung der Registrierung. Nur welche Elektrode ist an welches Gelenk anzulegen?

Zur Sicherheit sind die Elektrodenkabel farbig markiert. So wird am rechten Arm des Patienten ein rotes, am linken ein gelbes, am linken Fuß ein grünes und am rechten ein schwarzes Kabel angeschlossen (Abbildung 84). Eselsbrücke:

Anlegen des EKG im Uhrzeigersinn (Reihenfolge der Elektrodenkabel) wie bei der **Verkehrsampel**: rot, gelb, grün (und der schwarze Fuß).

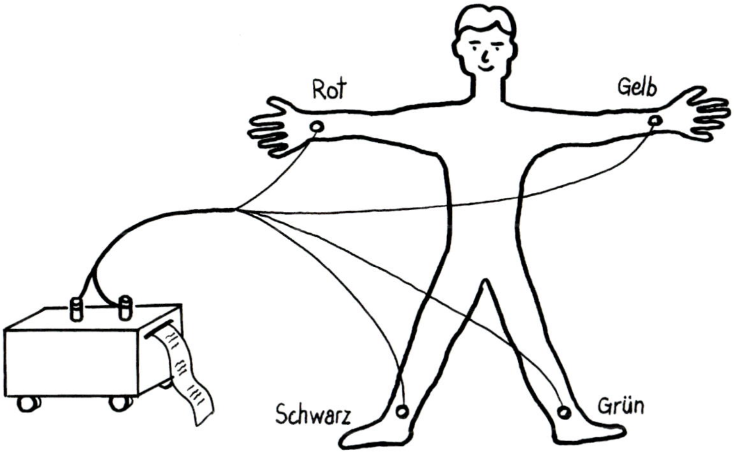

Abbildung 84: Anschluß der Elektrodenkabel am Patienten beim EKG

Alternativ läßt es sich folgendermaßen merken, aber hier beginnend mit dem rechten Fuß: **Schwarz, rot, gold**. Es bleibt dann nur der linke Fuß übrig, für den das grüne Kabel bestimmt ist.

*****

Insbesondere für das Wachstum, für Enzyme, fürs Myoglobin und für das Hämoglobin sollen Kinder mit der Nahrung vermehrt **Eisen** zu sich nehmen. Nicht sehr hoch in der Gunst steht bei ihnen jedoch der **Spinat**, der seit einer in den 90er Jahren des 19. Jahrhunderts erschienenen amerikanischen Veröffentlichung dafür bekannt war, viel Eisen zu enthalten.[21] Besonders in den „fleischlosen" Jahren des Zweiten Weltkrieges wichen gesundheitsbewußte Mütter daher immer wieder gerne auf dieses ursprünglich aus Persien stammende Blattgemüse als „guten Eisenlieferanten" aus.

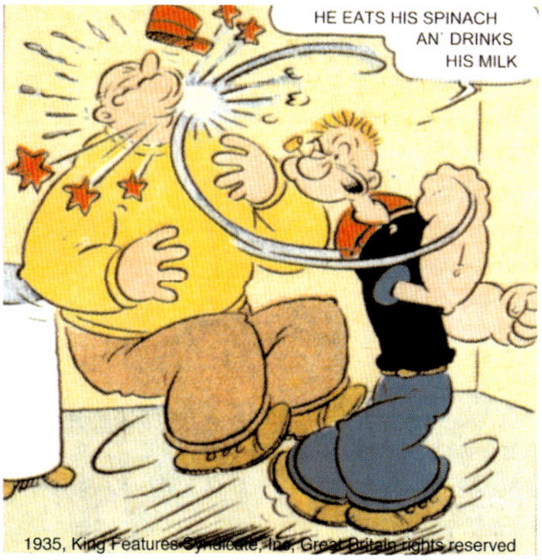

Abbildung 85: Popeye steigert seine Kraft durch den Verzehr von Spinat[154]

Spinat bringt Kraft und macht stark, wie man immer wieder in den Zeichentrickgeschichten von **Popeye**, *„dem Seemann ohne Furcht und Tadel"*, miterleben kann. Durch den Genuß von Spinat kommt er augenblicklich zu ungeheuren Kräften (Abbildung 85). Mit dem Erscheinen dieses wackeren Matrosen stieg der Spinatkonsum in Amerka nach einer Inschrift auf der 1937 errichteten

Popeye-Statue in der texanischen Spinatmetropole Crystal City sogar um ein Drittel an. In Italien verbot Benito Mussolini in den vierziger Jahren alle Comics – außer Popeye.[40)]

Doch bereits 1937 stellten deutsche Lebensmittelchemiker bei einer nochmals durchgeführten Analyse[15)] fest, daß 100 Gramm Spinat lediglich etwa 3 mg Eisen enthalten.[21)] Spinat ist damit in etwa ebenso eisenhaltig wie beispielsweise Ölsardinen, Schweinefleisch oder Schwarzwurzeln. Man erhält demnach also viel mehr Eisen aus Hülsenfrüchten wie Erbsen, Bohnen, Linsen oder einer Scheibe Schweineleber (s. Übersicht 4).

Weltweit hält sich nach wie vor jedoch der feste Glaube in der Bevölkerung, daß Spinat besonders eisenhaltig sei.

Doch woher kommt dieser Mythos vom reichlichen Eisen im Spinat?

In der erwähnten Arbeit aus Amerika wurde für Spinat ein Gehalt von über 30 mg Eisen angegeben, was sich offenbar rasch unter den Ernährungswissenschaftlern und Medizinern herumsprach und lange Zeit propagiert wurde. Die patriotische Propaganda während der harten Zeiten des Zweiten Weltkrieges tat dann ein übriges[*)]: *„Die USA sind stark genug, aus diesem Krieg siegreich hervorzugehen, weil Amerikaner viel Spinat essen ...“*, hieß es damals.[21)] Doch der Autor der Arbeit bzw. dessen Sekretärin – so wird erzählt – hatte sich damals schlicht um eine Kommastelle vertan, und sie versehentlich zu weit nach rechts gesetzt. Durch einen simplen Tippfehler hatte sich der Eisengehalt mit einem (An-)Schlag verzehnfacht. Merke also:

Spinat enthält nicht viel mehr Eisen als viele andere Nahrungsmittel auch.

„Wäre es Popeye vor allem auf das Eisen angekommen, hätte er besser

Blumenkohl	0,5
Broccoli	0,9
Cornflakes	2,0
Erbsen Samen trocken	5,0
Gartenbohnen	6,2
Grünkohl (Braunkohl)	1,9
Hühnereier	8,8
Hühnerleber	7,4
Linsen Samen trocken	8,0
Mandeln	4,1
Milchschokolade	1,7
Möhren (Karotten)	4,7
Ölsardinen	2,7
Pfifferlinge	17,0
Pistazien	7,3
Pommes frites (verzehrfertig)	1,7
Rindfleisch, Filet	2,3
Rote Beete (rote Rüben)	0,9
Schwarzwurzeln	3,3
Schweinefleisch, Kasseler	2,5
Schweineleber	18,0
Spinat, frisch	**3,8**
Spinat, gekocht	**2,9**
Spinat, in Dosen	**2,1**
Tomaten	0,3
Walnüsse	2,5
Weizenbrot (Weißbrot)	0,7

Übersicht 4: Durchschnittlicher Eisengehalt in mg pro 100 g ausgewählter Nahrungsmittel, Deutsche Forschungsanstalt für Lebensmittelchemie (2000)[115)]

*) *„America was strong to finish, 'cos they ate their spinach ...“*[56)]

statt des Spinats die Dose aufgegessen“, schrieb 1981 das British Medical Journal (Abbildung 86).

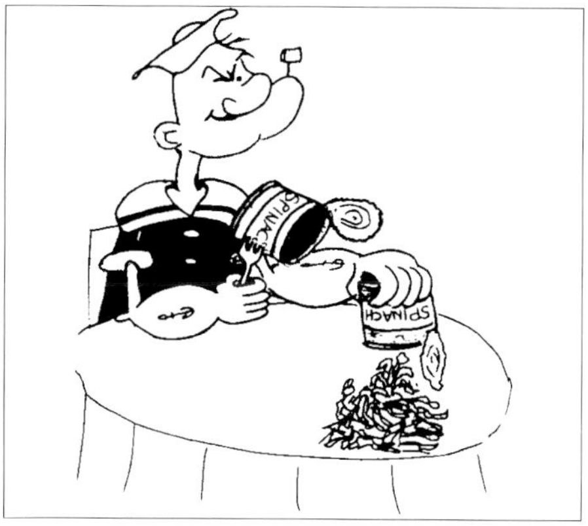

Abbildung 86: „Popeye ... would have done better to eat the cans“, untertitelte das British Medical Journal dieses Bild[56)]

„Spinat bringt Power total!“ heißt es dennoch in dem jüngst erschienenen Buch *„Kochen mit dem Blubb“* von Verona Feldbusch. Nicht zu Unrecht, denn neben Eisen sind viele lebenswichtige Vitamine, Mineralstoffe und Spurenelemente in den grünen Blättern enthalten, sozusagen *„ein Powerpaket mit inneren Werten“.*[46)]

Es heißt, der französische Sonnenkönig Ludwig XIV., der beinahe süchtig nach diesem Gemüse war, habe seinen Leibarzt nur deshalb entlassen, weil dieser ihm die grüne Delikatesse verboten hatte – übrigens mit dem Argument, nur auf diese Weise die Arthrose des Königs heilen zu können.[21)]

Die zu geringe Aufnahme an Eisen mit der Nahrung führt zu einer Eisenmangelanämie, ein zuviel hingegen macht aus uns aber keinen zweiten Popeye, ebensowenig, wie das Essen von Federn aus uns einen Vogel macht![137)]

*****

Das **rheumatische Fieber** kann sich an Herz, Gelenken, ZNS, Haut und dem Subkutangewebe manifestieren. Nach einem Intervall von 1–4 Wochen kann es als Zweiterkrankung nach einem pharyngealen Infekt durch beta-hämolysierende Streptokokken der Gruppe A auftreten. Die Organmanifestationen sind nicht direkt infektbedingt, sondern Folge einer Allergie vom verzögerten Typ gegen Streptokokkenantigene.

Beim rheumatischen Fieber wird das ganze Herz befallen: Endo-, Myo-, Perikarditis (Pankarditis). Kardiale Symptome können aber dennoch fehlen oder sind uncharakteristisch und flüchtig: leises systolisches Geräusch, Perikardreiben und Präkordialschmerz bei (trockener) Perikarditis, evtl. Extrasystolen, bei schwerer Myokarditis kardiale Insuffizienzzeichen und EKG-Veränderungen. Bevorzugt die großen Gelenke sind von einer „wandernden“ Polyarthritis betroffen („sie springt von Gelenk zu Gelenk“). Diese Gelenke sind oft überwärmt, geschwollen und schmerzhaft. Merke: Das rheumatische Fieber

„beleckt die Gelenke und beißt das Herz.“

Es kommen Allgemeinerscheinungen wie Fieber, Kopfschmerzen, Schwitzen und Hauterscheinungen wie Erythema nodosum, Erythema anulare rheumaticum (marginatum), subkutane Knötchen und Purpura rheumatica hinzu sowie die Chorea minor und selten eine Pleuritis.

*****

Der Student sollte die **fünf F** kennen, disponierende Faktoren, die die **Gallenstein-Bildung** begünstigen können (in englischer Sprache):

- **f**emale – weibliches Geschlecht
- **f**air-haired – natur-blondes Haar
- **f**at – Übergewicht
- **f**ecund (fertil) – fruchtbar
- **f**ourty – Lebensalter über 40 Jahre

*****

Die **sechs P** von Pratt dienen der Erkennung eines akuten, **arteriellen Gefäß-Verschlusses** im Bereich der Extremitäten und sind typische Ischämiesymptome. Sie stehen für Folgendes (in englischer Sprache):

- **p**aleness – blasse Hautfarbe der Extremität
- **p**ulselessness – Pulsverlust
- **p**ain – Schmerz
- **p**araesthesia – Gefühlsstörung
- **p**aralysis – Bewegungsunfähigkeit
- **p**rostration – Erschöpfung/Schock

Als weiteres Symptom: Kälte der betroffenen Extremität.

*****

Die **Leber** besitzt eine große Regenerationsfähigkeit. Nach einem Parenchymverlust durch Leberteilresektionen von bis zu 75% kommt es durch vermehrte Mitose vorhandener Leberzellen schon nach ca. 6–8 Wochen zu einem weitgehenden Ersatz.[122)]

Diese Fähigkeit der Leber spiegelt sich in der griechischen Mythologie wider. Prometheus, Sohn des Titanen Japetos und Bruder des Atlas, raubte Zeus das Feuer, um es den Menschen zu bringen. Daraufhin ersann Zeus eine grausame Strafe. Prometheus wurde an einen Felsen geschmiedet und ein Adler, der von Zeus geschickt wurde, fraß jeden Tag an der immer wieder nachwachsenden Leber (Abbildung 87). Befreit wurde Prometheus von Herakles, der den Adler tötete und die Fesseln löste. Auch

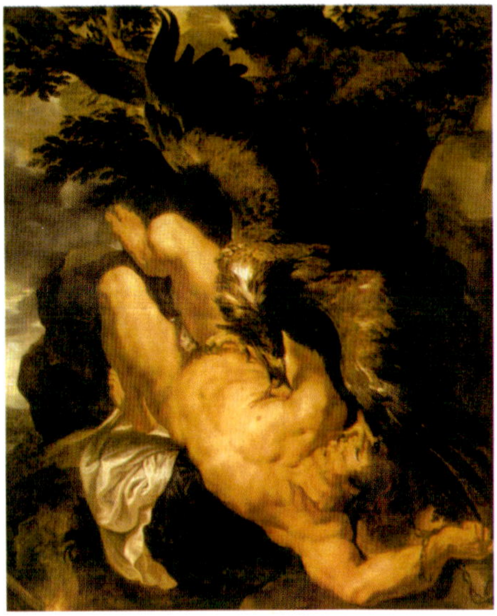

Abbildung 87: „Prometheus." Gemälde von P.P. Rubens und Frans Snyders (1612). Philadelphia Museum of Art[146)]

dies geschah nach dem Willen des Zeus, *„damit sich der Ruhm seines Sohnes Herakles mehre“*.

*****

Im rechten Epigastrium liegt die häufig birnenförmige Gallenblase (Abbildung 39, Seite 46), die in ihrer Lage beträchtlich variieren kann. Bei manchen Menschen liegt sie beispielsweise über der Wirbelsäule oder sogar links davon. Neben der verschiedenen anatomischen Lage werden auch viele Formvarianten gefunden, wobei sowohl der unterschiedliche Füllungszustand (prä- und postprandial) als auch die umgebenden Organe wie z.B. der Bulbus duodeni oder das Querkolon die manchmal eiförmige, sphärische oder längliche Form der Gallenblase beeinflussen können.

Eine spezielle Formvariante, die gelegentlich bei der Untersuchung gesehen wird, stellt die sogenannte **phrygische Mütze** dar. Es handelt sich um eine im Bereich des Fundus abgeknickte Gallenblase, bei der sich an dieser Stelle eine Mukosa- oder Serosafalte ausgebildet hat (Abbildungen 88–90): Ein harmloser Befund ohne eine pathologische Bedeutung.[28)]

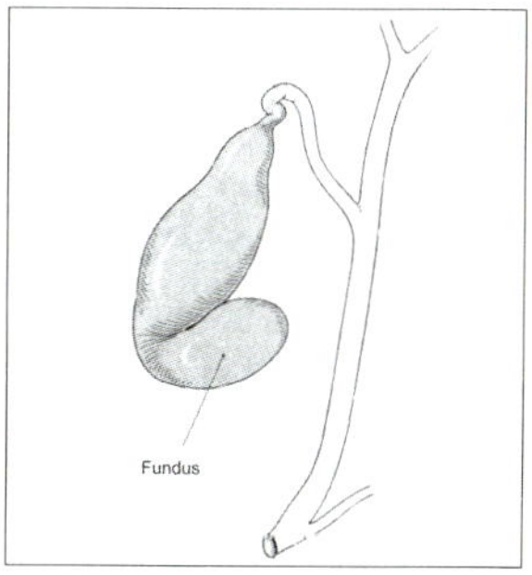

Abb. 88: Abknickung des Fundus der Gallenblase im Sinne einer phrygischen Mütze[123)]

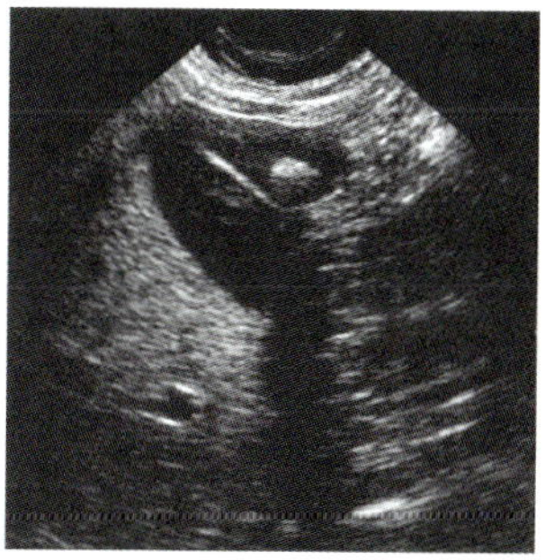

Abb. 89: Sonographische Aufnahme einer phrygischen Mütze mit einem Konkrement im Gallenblasen-Fundus. Die Abknickung nimmt bei Prallfüllung ab[90)]

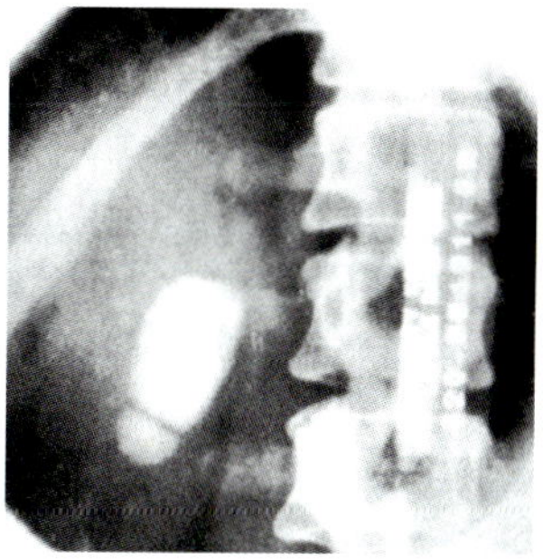

Abb. 90: KM-Röntgenbild einer phrygischen Mütze. Deutlich ist die Mukosa- oder Serosafalte im Fundus erkennbar[93)]

Diese symptomlose Normvariante der Gallenblase verdankt ihren Namen einer kegelförmigen, weichen Kopfbedeckung, die ursprünglich von kleinasiatischen Völkern wie Phrygiern, Lydern und den Per-

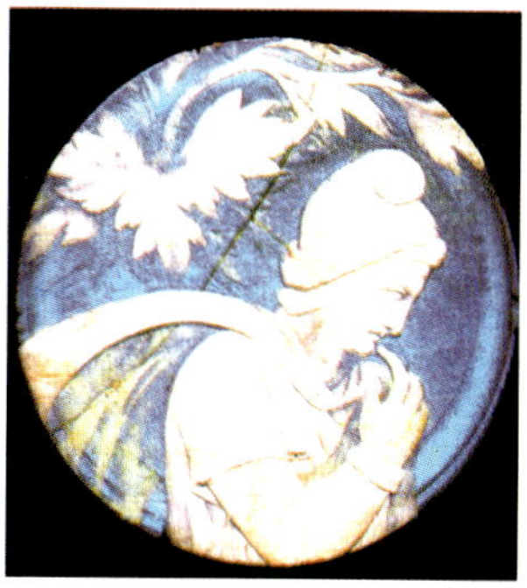

Abbildung 91: Brustschild eines jungen Mannes mit einer phrygischen Mütze; „Portlanddiskus“ vielleicht aus Rom, 1. Hälfte des 1. Jahrhunderts n. Chr. (Römisch-Germanisches Museum, Köln). Die Ähnlichkeit dieser Kopfbedekkung mit der Normvariante der Gallenblase gab dieser den Namen

sern getragen wurde. Die Kuppe dieser Mütze ist ausgestopft und nach vorne abgeknickt mit einer fallenden, rundlichen Spitze (Abbildung 91).

Träger dieser Mütze waren auch griechische Galeerensklaven, außerdem erscheinen zuweilen die mythologischen Gestalten orientalischer Herkunft auf griechischen Kunstwerken damit (Orpheus, Adonis, Ganymed, Paris, Amazonen). Bei den Römern war diese Kopfbedeckung das Zeichen freigelassener Sklaven und später wurde sie zum Vorbild der roten Jakobinermütze (Abbildung 92), die symbolhaft zur Zeit der Französischen Revolution ab 1789 bis 1794 getragen wurde.[148)]

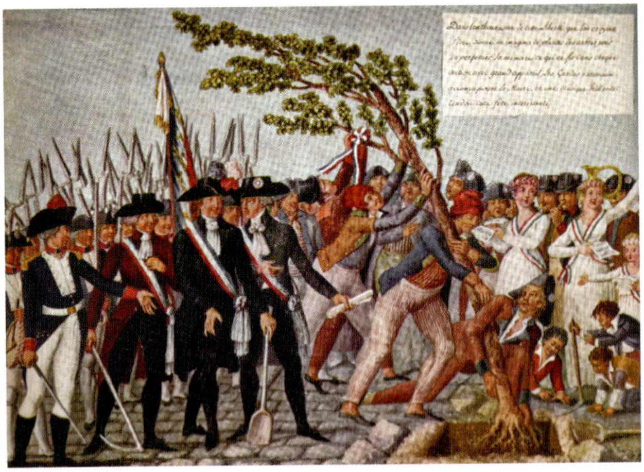

Abbildung 92: Während der Französischen Revolution wird ein Freiheitsbaum von Männern gepflanzt, die eine Jakobinermütze tragen. Später wurde diese zum Freiheitssymbol und allgemeinen Symbol der Revolution; Photographie Giraudon, Paris[124)]

Und auch heutzutage sieht man solche Mützen, wie auf diesem Werbeplakat einer bekannten Zigarettenmarke (Abbildung 93):

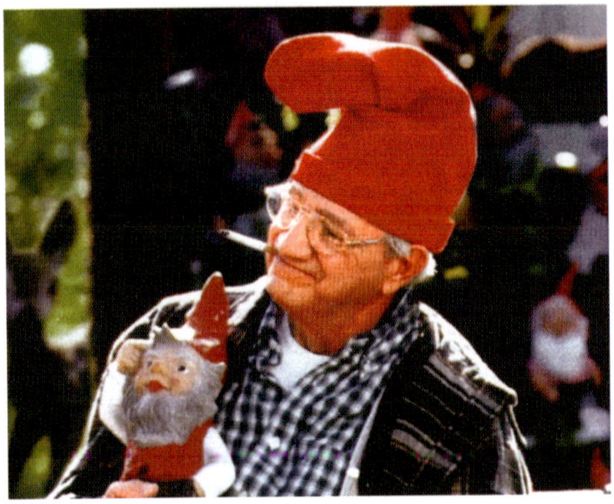

Abbildung 93: Bildausschnitt eines Werbefotos von 1999 einer bekannten Zigarettenmarke

Bei der Gallenblasendiagnostik muß die phrygische Mütze allerdings von einer spezifischen Anomalie, einer Adenomyomatose, unterschieden werden. Bei dieser kann es infolge einer Proliferation der Mukosa oder größerer Dicke der Muskelschicht zu einer Einengung der Gallenblase kommen.[93)]

*****

Schaufenster-Krankheit (Claudicatio intermittens)

Der arteriellen Verschlußkrankheit (AVK) liegt eine Verengung (= Stenose) bzw. ein Verschluß (= Obliteration) der Arterien zugrunde, insbesondere der Beinarterien. Dadurch, daß sich entlang der Arterienwände Kalk ablagert (Arteriosklerose), wird das Lumen verengt, so daß die Durchblutung der poststenotischen Bereiche eingeschränkt wird. Hieraus leitet sich die Stadieneinteilung nach Fontaine-Ratschow ab.

Stadium I: Verschluß oder Stenose ohne klinische Symptome (Zufallsbefund)

Stadium II: (Claudicatio intermittens = Schaufenster-Krankheit) Restdurchblutung unter Belastung nicht ausreichend

IIa: beschwerdefreie Gehstrecke > 200 m,

IIb: < 200 m

Stadium III: Ruheschmerz

Stadium IV: Nekrose oder Gangrän, die Ischämie-Toleranz des Gewebes ist überschritten

Im Stadium II kommt es, je nach körperlicher Belastung (Gehstrecke), zu einer Minderversorgung der unteren Extremitäten und zu Schmerzen in den Beinen als Zeichen der Ischämie. Bleibt der Patient nach dieser Gehstrecke dann kurze Zeit stehen, reicht die Blutversorgung wieder aus und die Schmerzen verschwinden, so daß der Betroffene beispielsweise seinen Einkaufsbummel fortsetzen kann, bis die Schmerzen ihn erneut zum Anhalten zwingen. Um diese „Zwangspausen" zu nutzen bzw. gar zu kaschieren, halten die Patienten vor den Schaufenstern und gucken sich deren Auslagen an. Dieses Verhalten führte zur Bezeichnung „Schaufenster-Krankheit".

*****

Die **Gicht** (Arthritis urica) war stets eine Krankheit, die vor allem die Reichen traf („Krankheit der Könige") oder auch spezielle Berufe, wie Metzger und Gastwirte. Von der Gicht besonders betroffen ist das männliche Geschlecht, bevorzugt sind pyknische Männer im mittleren bis höheren Alter. Zugrunde liegt ihr ein erhöhter Harnsäure-Spiegel (Hyperuricämie). Harnsäure ist das Endprodukt des menschlichen Purinstoffwechsels, bei vielen Säugetieren hingegen geht der Abbau durch das Enzym Urikase noch weiter zu Allantoin.

Paracelsus (1493–1541) führte die Gicht als erster auf eine lokale Ablagerung normalerweise ausgeschiedener Stoffwechselprodukte zurück – mit Recht, wie wir heute wissen. Häufigste Ursache der Gicht ist nämlich eine angeborene, dominant vererbte Störung der Harnsäureausscheidung (positive Familienanamnese!). In Verbindung mit einer Fehl- und Überernährung wird ein Gichtanfall oft nach üppigen Mahlzeiten purinreicher Kost (vor allem Innereien) ausgelöst, deshalb wird die Gicht auch „Krankheit der Völlerei“ genannt. Auch nach starkem Alkoholgenuß, besonders Rotwein, kann es zu einem Anfall kommen. Im Mittelalter sprach man von dem „Zipperlein“. Merke:

**„Spürst du Zipperlein, die Gicht,
trinke Rotwein lieber nicht!“**

Die primäre Gicht ist also eine ernährungsabhängige Erkrankung, die in Hungerszeiten fast völlig verschwindet und deren Wiederauftauchen man in Zeiten des Überflusses beobachten kann. Von Wilhelm Busch stammt eine der wohl bekanntesten Beschreibungen des Zipperleins (Abbildung 94). Historische Persönlichkeiten mit Rang und Namen waren daher häufiger gichtkrank: z.B. Thomas Sydenham, Alexander der Große, Karl der Große und Wallenstein.

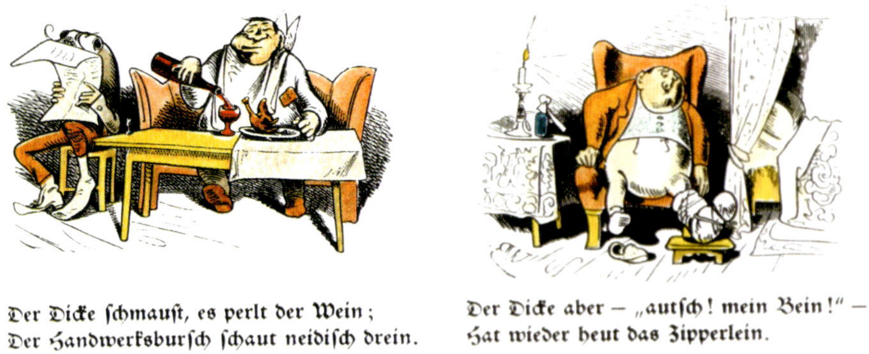

Abbildung 94: Ausschnitte aus „Der neidische Handwerksbursch“ von Wilhelm Busch

Eine sekundäre Gicht ist die Folge einer anderen Krankheit, etwa einer Nieren- oder Blutkrankheit, beispielsweise bei Leukämien oder hämolytischen Anämien. Sie kann aber auch nach einer Chemo- oder Strahlentherapie entstehen.

Harnsäure ist im Blut und im Gewebe nur begrenzt löslich, ähnlich wie Zucker in einem Glas Wasser. Steigt die Harnsäure-Konzentration an, fallen Salze der Harnsäure als Kristalle aus, die sogenannten Urate. Diese scharfen Kristalle phagozytierenden Leukozyten zerfallen und deren Inhaltsstoffe gelangen in das umliegende Gewebe, wo sie eine starke akute Entzündungsreaktion hervorrufen. In der Mehrzahl der Fälle kommt es bei einem akuten Gichtanfall vorwiegend nachts zu einem plötzlich einsetzenden Schmerz typischerweise des Großzehengrundgelenkes, der mit einer Schwellung, Rötung und allgemeinen Entzündungszeichen (Monarthritis) einhergeht. Man spricht auch von der Podagra, von griechisch pous agra = die Fußschlinge (Abbildung 95). Das Gelenk kann so schmerzhaft sein, daß selbst das Gewicht der Bettdecke für den Patienten unerträglich wird.

Seltener kann auch das Sprunggelenk betroffen sein. Weitere Lokalisationen sind das Handgelenk (Chiragra), Knie (Gonagra), Hüftgelenk (Coxagra), der Ellenbogen und die Wirbelsäule. Auch können sich Nierensteine oder die sogenannten Gichtknoten (Tophi) bilden, also lokale Ablagerungen von harnsauren Salzen, die

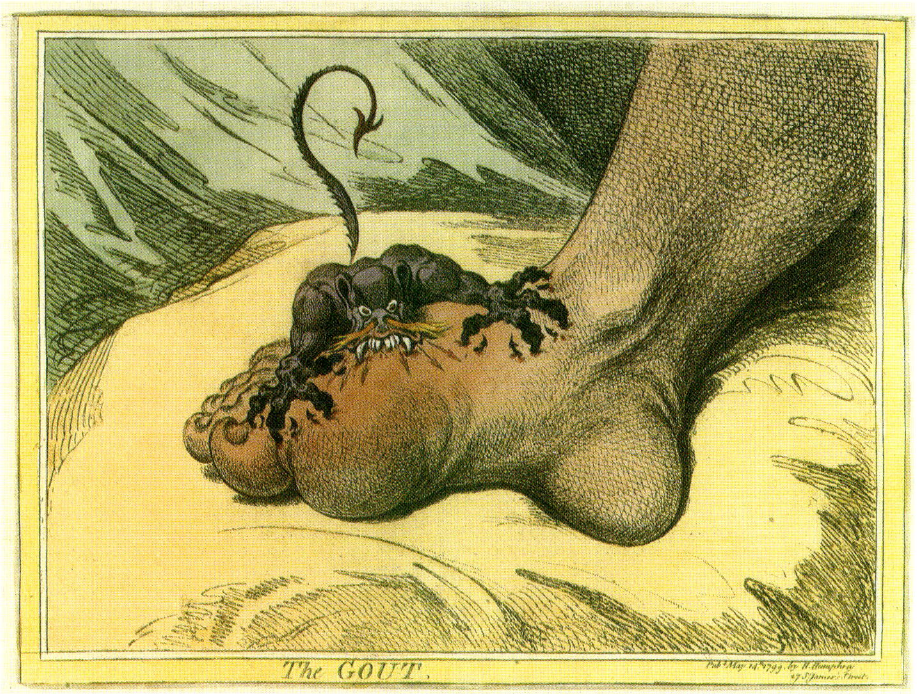

Abbildung 95: „The Gout" (die Gicht) von James Gillray (1757–1815). Die vielleicht berühmteste bildhafte Darstellung einer Krankheit.[6] Der „beißende" Schmerz wird auf drastische Weise veranschaulicht. Seit 1798 schien Gillray selbst unter der Gicht zu leiden. Durch Alkohol (!) suchte er den Schmerz zu betäuben[54]

meist in Gelenknähe und in der Haut, z.B. am Ohr, zu finden sind. Ein Therapeutikum des akuten Gichtanfalles ist das Colchizin (s. Seite 26). Neben den diätetischen Maßnahmen wird zur Dauerbehandlung als Mittel der ersten Wahl das Allopurinol eingesetzt, ein Xanthinoxidase-Hemmer. Er verhindert die Bildung von Harnsäure aus den Vorstufen Hypoxanthin und Xanthin. Außerdem stehen die Urikosurika zur Verfügung, die die tubuläre Reabsorption der Harnsäure hemmen.

Überliefert ist die Geschichte **Friedrichs II.**, Friedrich der Große (1712–1786) aus dem Hause der Hohenzollern, der spätere Alte Fritz, der im Jahre 1741 eine unvergeßliche Nacht erlebte: In sein Großzehengrundgelenk fuhr ein fast unerträglicher Schmerz, der erst morgens nachließ. Das Gelenk war heiß, rot und geschwollen.[92]

Sowohl sein Vater Friedrich Wilhelm I., der Soldatenkönig, als auch der Urgroßvater Friedrich Wilhelm, genannt der Große Kurfürst, litten an der Gicht. Friedrich II. trank gerne Wein und aß üppig. *„Die einzigen gefährlichen Feinde, Euer Majestät"*, erkannte sein Arzt, *„sind Ihre Köche"*.[111]

*****

Die Gattung **Digitalis (Fingerhut)** gehört zu den bekanntesten Arznei- und Giftpflanzen. Zwei der etwa 26 Arten stehen dabei im Vordergrund: Der in Mitteleuropa auf Waldlichtungen silikatreicher Böden vorkommende rote Fingerhut (Digitalis purpurea, Abbildung 96) und der in Südosteuropa verbreitete wollige Fingerhut (D. lanata, Abbildung 97), der einen noch höheren Gehalt an für die Behandlung der Herzinsuffizienz unentbehrlichen Glykosiden besitzt. Im roten Fingerhut liegen die Herzglykoside an einem Glukose-Molekül gebunden, im wolligen Fingerhut an Glukose und einer Azetyl-Gruppe. Solche herzwirksamen Verbindungen liefern beispielsweise auch das Maiglöckchen (Convallaria majalis), die Meerzwiebel (Scilla maritima), der Oleander (Nerium oleander) und Strophantus-Arten (z.B. Lianen des tropischen Afrikas).

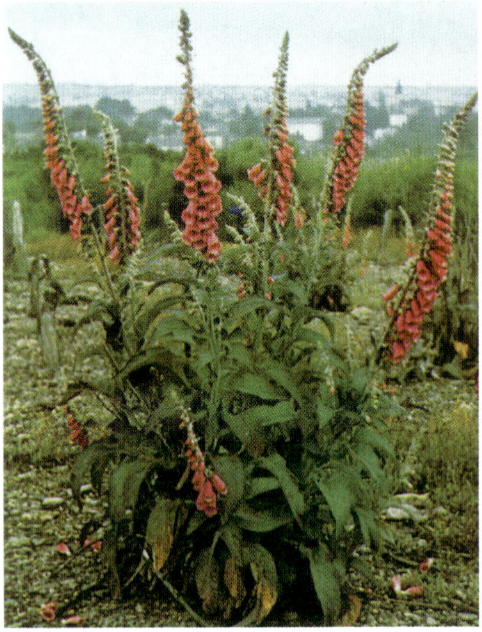

Abb. 96: Digitalis purpurea (roter Fingerhut)[52]

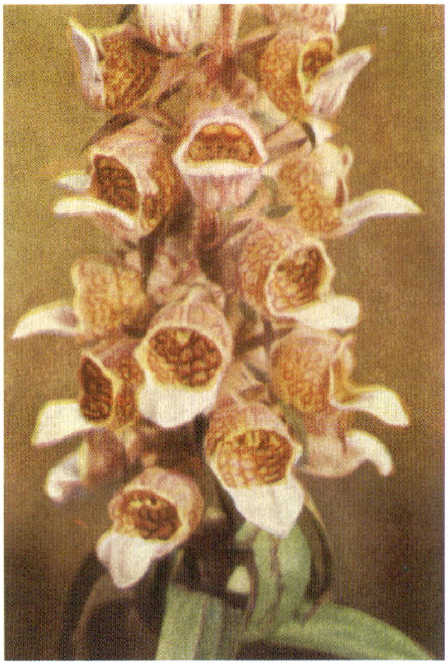

Abb. 97: D. lanata (wolliger Fingerhut)[11]

Die Therapie mit Fingerhut-Extrakten und Zubereitungen aus den getrockneten Blättern geht zurück auf den englischen Arzt William Withering (1741–1799), der von einer Kräutermischung erfuhr, mit der „Wassersüchtige" geheilt wurden. 1775 begann er mit der praktischen Erprobung der Digitalisglykoside und 1785 veröffentlichte er seine Erfahrungen in der weltweit bekannt gewordenen Monographie: *„An account of the foxglove, and some of its medical uses: with practical remarks on dropsy, and other diseases"*.[149]

Heute ist die medizinische Bedeutung der Rohdrogen gering, da deren Glykosidzusammensetzung genetisch und standortbedingt erheblichen Schwankungen unterworfen ist. Auch kann es während des Trocknungsprozesses nach der Ernte durch enzymatische Prozesse zu Veränderungen einzelner Glykoside kommen (z.B. Umwandlung von Primär- in Sekundärglykoside; eines der meist studierten

Herzglykoside, das Digitoxin, ist ein Sekundärglykosid aus dem Digitalis purpurea, das durch enzymatische Abspaltung des endständigen Glukose-Moleküls entsteht). An Stelle der früher viel verordneten Purpurea-Zubereitungen werden standardisierte Extrakte oder isolierte Reinsubstanzen eingesetzt, z.T. partialsynthetisch abgewandelt zur Verbesserung der pharmakologischen Eigenschaften. Von den verfügbaren Reinglykosiden kommen neben Digitoxin (z.B. Digimerck®) vor allem Digoxin (z.B. Lanicor®) bzw. seine Derivate (Beta-Methyldigoxin z.B. Lanitop®, Beta-Azetyl-Digoxin z.B. Novodigal®) in Betracht. (Die Methylierung bzw. Azetylierung steigert die Resorptionsrate aus dem Darm.) Digoxin und Digitoxin findet man im wolligen Fingerhut. Sie entstehen durch Abspaltung der endständigen Glukose und der Azetyl-Gruppe. Digoxin unterscheidet sich vom Digitoxin lediglich durch eine zusätzliche OH-Gruppe am Grundgerüst des Moleküls.

Herzglykoside hemmen die Ionenpumpe der Herzmuskelzelle, die Na^+-K^+-ATPase, was zu einem Anstieg der intrazellulären Konzentration an freiem Kalzium führt. Daraus resultiert eine verbesserte elektromechanische Kopplung und letztlich eine Steigerung der Kontraktionsfähigkeit des Herzens (= positive Inotropie). Digitalis-Präparate können auch Rhythmusstörungen, die durch eine unbehandelte Herzinsuffizienz hervorgerufen sind, beseitigen. Wegen der negativ chronotropen und dromotropen Wirkung (= Verlangsamung der Herzfrequenz und der Leitungsgeschwindigkeit) sind sie Mittel der Wahl bei Tachyarrhythmien bei Vorhofflattern und -flimmern. Merke:

Eine Tachyarrhythmie bei Vorhofflimmern „schreit nach Digitalis".

Digitalis ist außerdem positiv bathmotrop (= Erhöhung der Erregbarkeit des Herzens) und besitzt eine enge therapeutische Breite, d.h. mit dem 1,5- bis 2fachen der Dosierung erreicht man bereits den toxischen Bereich. Da die Wirkdosis individuelle Schwankungen zeigt und die toxische Grenze zudem noch vom Elektrolythaushalt (Ca^{2+} steigert, K^+ vermindert die Digitaliswirkung bzw. -empfindlichkeit) und vom Grad der Herzmuskelschädigung abhängt (je stärker ge-

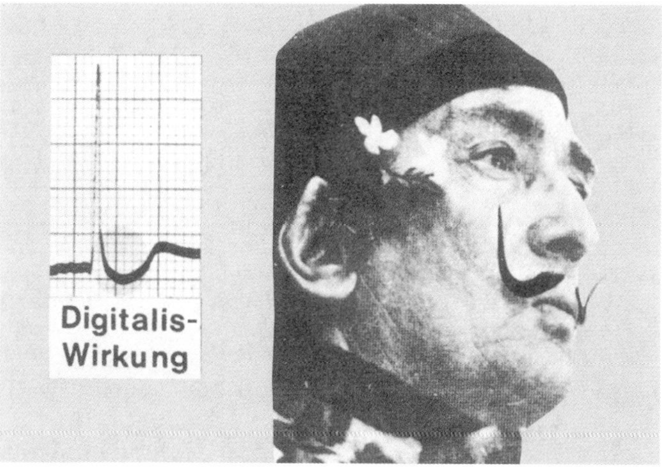

Abbildung 98: Salvador Dali (1904–1989). Sein Bart hat Ähnlichkeit mit der muldenförmigen ST-Senkung, die bei digitalisierten Patienten im EKG beobachtet werden kann[41]

schädigt, desto empfindlicher für Digitalis), kann es leicht z.B. zu Extrasystolen kommen, die eine beginnende Intoxikation anzeigen können. Cave: Rhythmusstörungen können Folge einer Digitalisüberdosierung (oder -unverträglichkeit) sein; andererseits können sie durch eine Digitalis-Therapie evtl. beseitigt werden!

Im EKG zeigt sich unter der Gabe von **D**igit**alis** bei fast allen Patienten eine muldenförmige ST-Senkung, deren Ähnlichkeit mit dem Bogen von Salvador **Dalis** Bart ebenso frappierend wie einprägsam ist (s. Abbildung 98).

Auch kann es nach Verabreichung von Herzglykosiden zu T-Abflachungen/-Negativierungen, Verkürzungen der QTc-Dauer (frequenzkorrigiert) und PQ-Verlängerungen kommen.

*****

Theodor Storm und der Magenkrebs

Der Schmerz ist häufig das erste Anzeichen einer Erkrankung, einer Störung im menschlichen Körper. Doch dieses Frühsymptom versagt gerade beim Magenkarzinom. Für die Nachwelt erhalten ist das in diesem Zusammenhang oft zitierte Gedicht von Theodor Storm (1817–1888), der an einem Magenkarzinom starb. In seinem bekannten Gedicht[132] *„Beginn des Endes“* wird die Symptomarmut dieses Leidens deutlich.

Beginn des Endes

Ein Punkt nur ist es, kaum ein Schmerz,
nur ein Gefühl, empfunden eben;
und dennoch spricht es stets darein,
und dennoch stört es Dich zu Leben.

Wenn Du es andern klagen willst,
so kannst Du's nicht in Worte fassen.
Du sagst Dir selber: „Es ist nichts!“
Und dennoch will es Dich nicht lassen.

So seltsam fremd wird Dir die Welt
und leis verläßt Dich alles Hoffen,
bis Du es endlich, endlich weißt,
daß Dich des Todes Pfeil getroffen.

Die Beschwerden sind meist diskret und unbestimmt, von den Patienten nicht selten auf exogene Ursachen bezogen, wie beispielsweise auf einen „Diätfehler“. Symptome wie Gewichtsabnahme, Widerwillen gegen Fleisch, Brechreiz, Druckgefühl im Oberbauch, Leistungsknick, subfebrile Temperaturen, Magenblutung, tastbarer Oberbauchtumor (bei fortgeschrittenem Karzinom), Magenausgangsstenose, Aszites, Hepatomegalie, Virchow' Lymphknoten (links supraklavikulär), Eisenmangelanämie u.a. können eventuell vorhanden sein.

Der Häufigkeitsgipfel der Erkrankung liegt jenseits des 50. Lebensjahres, aber 10% der Fälle treten bereits zwischen dem 30. und 40. Lebensjahr auf. Betroffen sind häufiger Männer als Frauen (Verhältnis 2 : 1). Die Fünf-Jahres-Überlebensrate aller Fälle beträgt lediglich 10%, hingegen beim operierten Frühkarzinom über 90%. Da es also auf eine Frühdiagnose ankommt, muß bei einem Patienten mit Verdacht auf „Reizmagen“ und dreiwöchigem, erfolglosem Therapieversuch die Diagnose geklärt werden.

Als Storm dieses Gedicht schrieb, wußte er noch nichts von dem Magenkarzinom. Ein „aufrichtiger“ Arzt jedoch sagte es ihm auf den Kopf zu, damit er seine Angelegenheiten in Ordnung bringen konnte. Der empfindsame Dichter tat dies jedoch nicht, sondern versank in Verzweiflung und Untätigkeit. Darauf veranstaltete die Familie einen wohlmeinenden Betrug mit einem abgekarteten Konsilium, bei dem die Ärzte die unheilvolle Diagnose einstimmig als falsch erklärten. Diese handfeste Lüge gab Storm für seine letzte Lebenszeit Hoffnung und uns den *„Schimmelreiter“*, eine seiner schönsten Novellen, die noch in diesen letzten Lebensmonaten geschrieben wurde.[139)]

*****

Beim **primären Hyperparathyreoidismus**, einer Erkrankung der Nebenschilddrüse, wird vermehrt Parathormon gebildet. Dadurch kommt es in 40–50% der Fälle zu Nierenmanifestationen. Häufig ist eine Nephrolithiasis (Kalziumphosphat oder -oxalat), seltener eine Nephrokalzinose. Daneben kommt es bei ca. 50% der Erkrankten zu Knochenmanifestationen mit einer negativen Knochenbilanz und röntgenologischen Zeichen einer diffusen Osteopenie besonders bei Handaufnahmen. Die erhöhte Osteoklastenaktivität führt zu subperiostalen Resorptionslakunen, evtl. zu Knochenzysten und selten zu braunen Tumoren, Osteodystrophia cystica generalisata von Recklinghausen genannt. Wirbelsäulen- und Gliederschmerzen sind Symptome des Skelettbefalls. Ebenfalls in 50% der Fälle kommt es zu gastrointestinalen Manifestationen, wie Appetitlosigkeit, Übelkeit, Obstipation, Meteorismus, Gewichtsabnahme, selten zu Ulcera ventriculi/duodeni und einer Pankreatitis. Gallensteine kommen doppelt so häufig vor wie in der Normalbevölkerung. Merke:

Stein-, Bein-, Magenpein

– die klassische Symptomentrias, von der heute die Nephrolithiasis die dominierende Rolle spielt.

*****

Dermatologie

Bei den Porphyrien, einer speziellen Gruppe von Stoffwechselerkrankungen, liegt ein Enzymdefekt auf verschiedenen Ebenen der Häm-Synthese vor. Häm wird zur Bildung des roten Blutfarbstoffes (Hämoglobin) benötigt. Man unterscheidet erythropoetische und hepatische Formen der Porphyrie.

Beim extrem selten vorkommenden **Morbus Günther**, einem tödlichen Leiden aus dem erythropoetischen Formenkreis, liegt eine angeborene, autosomal-rezessiv vererbbare Aktivitätsminderung der Uroporphyrinogen-III-Cosynthetase vor. Dadurch fallen vermehrt Substrate (Vorstufen) an, die in allen Organen und auch in der Haut abgelagert werden, wo sie lichtsensibilisierend wirken. Die Zellen und das Gewebe werden überempfindlich gegen Belichtung jeder Art (= „Photodermatose").

Es kommt zu einer Reihe von Symptomen, die eine interessante Interpretation erlauben. Vor diesem Hintergrund wird diese Erkrankung dem Betrachter leichter zugänglich und sicher langanhaltender im Gedächtnis bleiben!

Der vorliegende Enzymdefekt manifestiert sich durch Blasenbildung, sklerodermieartiger Vernarbung und schlechter Heilungstendenz an den lichtexponierten Hautarealen. Frühzeitig kommt es zur Verstümmelung der Akren. Die Betroffenen müssen sich daher vor einer Sonnenbestrahlung schützen. Gleichzeitig haben sie eine vergrößerte Milz (Splenomegalie), scheiden einen roten Urin aus und leiden an Blutarmut (hämolytischer Anämie), welche man in der Vergangenheit glaubte z.B. durch Trinken von Blut therapieren zu können.

Das erinnert im Wesentlichen an **Graf Dracula**, der im 15. Jahrhundert in Transsylvanien (Rumänien) gelebt hat. Der Überlieferung nach war er vorzugsweise nachts aktiv, einerseits weil er das Sonnenlicht fürchtete, welches seine Haut schädigen konnte, und andererseits, um seinen Bluthunger zu stillen, der als ein Hinweis auf eine bestehende Blutarmut gewertet werden kann.

Tatsachen können bekanntlich durch häufige Übermittlung und Erzählung im Laufe der Zeit modifiziert bzw. verändert werden. So könnte es sich z.B. bei den typischen Wundmarken am Hals der „gebissenen" Frauen schlicht um Petechien, also flohstichartige Blutungen bei einem Knutschfleck, gehandelt haben. Typisch für Dracula ist auch das auffällige Gebiß. Die Zähne an Morbus Günther Erkrankter zeigen ebenfalls eine Auffälligkeit. Sie sind rötlich-braun gefärbt, allerdings nicht vom Blutsaugen! Diese Vorstellung könnte möglicherweise damals aber eine gängige und vielleicht plausible Erklärung für diese rötlich-braune Zahnverfärbung gewesen sein, wenn Graf Dracula denn doch, wie bereits von einigen Autoren geäußert, an dieser Form der Porphyrie erkrankt gewesen war. Auch das Ausscheiden von rotem Urin könnte nach damaliger Vorstellung mit dem häufigen Blutsaugen erklärt worden sein.

*****

Die **Ultraviolett (UV)-Strahlen** werden in das UV A (320–400 nm), UV B (290–320 nm) und das UV C (100–290 nm) aufgeteilt. Je nach Wellenlänge treten unterschiedliche Erscheinungen und Symptome an der Haut auf, die man sich nach folgendem Schema relativ leicht einprägen kann.

UV **A**: wie <u>**A**</u>ussehen (bewirkt die dunkle Pigmentierung der Haut).

UV **B**: wie <u>**B**</u>rand (verursacht den Sonnenbrand).

UV **C**: wie <u>**C**</u>arcinom und Conjunctivitis (kann zum Hautkrebs und zur Bindehaut-Entzündung führen).

*****

Dermatomykosen, also Erkrankungen der Haut durch Pilze und pilzartige Erreger, werden unterschieden in **Dermatophyten** (Fadenpilze), pathogene Hefen (Sproßpilze), fast immer Candida albicans, und Schimmelpilze.

Dermatophyten, die Keratin angreifen und sich daher in den äußeren Schichten der Epidermis, an Haaren und Nägeln ansiedeln können, enthalten kein Chlorophyll und sind daher nicht zur Photosynthese befähigt. Sie benötigen organisch gebundenen Kohlenstoff und wachsen mit fadenartigen Vegetationsorganen, den Hyphen, die ein Geflecht (das Myzel) bilden, wie wir es auch von differenzierten Pilzen im Erdboden kennen. Da alle Dermatophyten sich nur im Hornmaterial, nicht aber in den Epidermiszellen und erst recht nicht in der Dermis ausbreiten, kommt ein systemischer Befall des Organismus, wie bei Candida albicans, also nicht vor.

Die Aufteilung der Dermatophyten, deren Sporen nur schwer zu bekämpfen sind und sich jahrelang lebend erhalten können, erfolgt in Trichophyten, Epidermophyten und Mikrosporum-Arten. Sie tendieren zur kreisförmigen Ausbreitung (Abbildung 99), wie Pilze auf den Wiesen oder im Wald, und bilden den sogenannten „Hexenring“.

Hexenring ist die volkstümliche Bezeichnung für die kreisförmige Anordnung der Fruchtkörper von Hutpilzen. Das von der Spore im Boden auswachsende Myzel breitet sich zunächst nach allen Seiten aus. Die älteren, inneren Teile des Myzels sterben aus Nahrungsmangel bald ab, an der Peripherie wächst es jedoch weiter und bildet Fruchtkörper in Abständen von mehreren Zentimetern entlang des Ringes, der sich von Jahr zu Jahr erweitern kann. Abbildung 100 zeigt einen Hexenring, auch Elfen- oder Zauberring genannt, auf einer Rasenfläche in Niedersachsen. Das Gras ist entlang des Ringes sowohl dunkler als auch höher gewachsen.

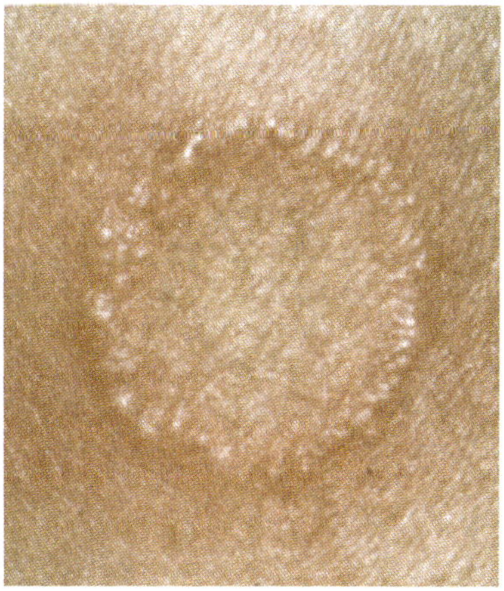

Abbildung 99: Infektion der Haut mit Microsporum canis. Die Rötung ist am Rand ausgeprägter als im Zentrum[102)]

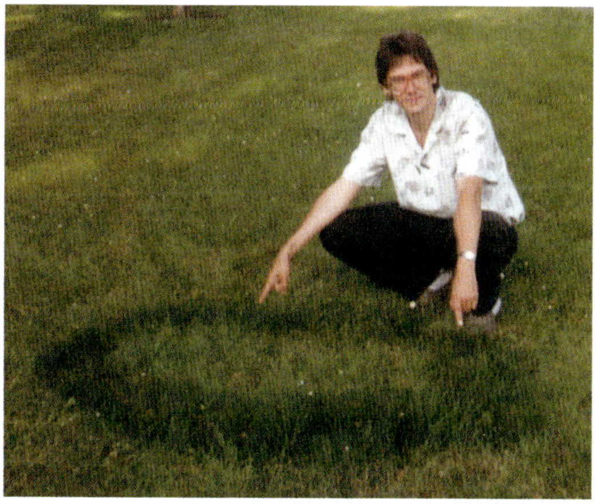

Abbildung 100: Hexenring auf einer Grasfläche in Göttingen (Norddeutschland)

Brunftringe, die waidmännisch ebenfalls als Hexenringe bezeichnet werden, sind kreisförmig niedergetretene Stellen in Kornfeldern oder auf Wiesen. Diese Kreise entstehen während der Brunftzeit, wenn der Rehbock die Ricke herumtreibt, sollten jedoch mit den o.g. Elfenringen nicht verwechselt werden.

*****

Phathologie

Eine entzündliche Erkrankung bisher unbekannter Ätiologie ist der **Morbus Crohn**. Er kann an jeder Stelle des Verdauungstraktes vom Mund bis zum Anus vorkommen. Es überwiegt jedoch die Lokalisation im Ileum und Kolon, daher wird er auch Ileitis terminalis, Enterocolitis regionalis oder Colitis granulomatosa genannt. Das Krankheitsbild kann dem der Colitis ulcerosa sehr ähnlich sein oder sogar gleichen, weshalb man es differentialdiagnostisch berücksichtigen muß. Es bestehen jedoch einige markante Unterschiede, die man kennen sollte.

Im histologischen Präparat findet man beim Mb. Crohn in etwa 50% der Fälle charakteristische Epitheloidzellgranulome. Alle Schichten der Darmwand sind entzündlich infiltriert (transmural) und die Darmabschnitte sind segmental betroffen, d.h. mit zwischengeschalteten, unveränderten Abschnitten. Es handelt sich also um einen diskontinuierlichen Befall. Im Gegensatz dazu sind bei der Colitis ulcerosa lediglich einzelne Wandschichten betroffen und der Befall beschränkt sich lediglich auf das Kolon, ohne dabei gesunde Abschnitte auszusparen. Ein Reim faßt diese Unterschiede vereinfacht zusammen:

Morbus Crohn – Epitheloidzellgranulom,
transmural – segmental.

Durch den Reim hat man automatisch auch Unterschiede zur Colitis ulcerosa parat.

*****

„Der Maurermeister erklärte mir unbeeindruckt, daß menschliches Haar einen Zentimeter im Monat wächst, auch nach dem Tod ...“, schreibt Gabriel García Márquez, Träger des Nobelpreises für Literatur 1982, in seinem Roman *„Von der Liebe und anderen Dämonen“*.[89)] Aber dieser Maurermeister irrt:

Mit dem Tod hört auch das Haarwachstum auf

– allen anderslautenden Erzählungen und Anekdoten zum Trotz. Die Haare wachsen durch Teilung der Haarzellen in der Haarwurzel. Nach dem Stillstand des Herzens und des Blutkreislaufes jedoch endet auch die Zellteilung und damit das Wachstum unserer Haare. Allenfalls die Barthaare am Kinn können nach dem Tod einige Millimeter länger erscheinen, aber nicht, weil sie gewachsen wären, sondern weil die Haut trocken wird und dadurch schrumpft.

Analog verhält es sich mit den Finger- und Fußnägeln, entgegen einem alten Aberglauben, der sich bis heute hat weltweit halten können. Merke also:

Nägel wachsen nach dem Tod nicht weiter.

Auf einem Irrglauben beruht auch das Ritual, die ausgefallenen Milchzähne z.B. über den Kopf nach hinten zu werfen oder sie in der Erde einzugraben, damit die neuen Zähne wachsen können. – Sie wachsen auch ohne diesen Habitus, sonst hätte ich schon längst keine mehr!

*****

Urologie

Bei der **Paraphimose**, auch **„spanischer Kragen"** genannt, ist die zu enge, phimotische Vorhaut des Penis hinter dem Eichelkranz eingeklemmt. Beim forcierten Zurückstreifen des engen Präputiums (Vorhaut) über die Glans (Eichel) bildet sich im Sulcus coronarius ein Schnürring. Bei weiterbestehendem arteriellen Zufluß ist der oberflächliche venöse Rückfluß unterbrochen. Dadurch kommt es zu einer ödematösen Schwellung der Glans und des inneren Blattes der Vorhaut (Abbildung 101). Mit zunehmender Schwellung wird auch der arterielle Blutfluß unterbrochen und es kommt zur Gangrän der Glans.

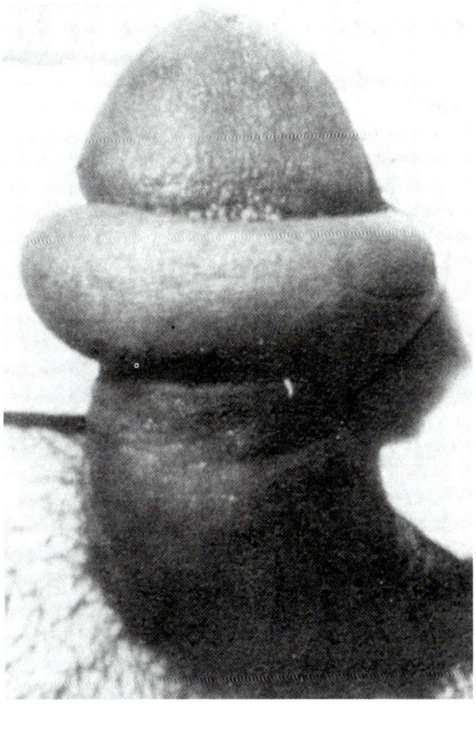

Abbildung 101: Paraphimose, auch spanischer Kragen genannt, durch Ödem der Glans und des inneren Blattes des Präputiums[4)]

In fast allen Fällen läßt sich die sehr schmerzhafte Paraphimose durch digitale Kompression der Glans über ca. 5 Minuten und anschließendem Zurückschieben mit dem Daumen therapieren. Gelingt dieses nicht, muß chirurgisch eingegriffen werden. Der äußere Schnürring wird dorsal longitudinal inzidiert und ggf. transversal vernäht. Um ein Rezidiv zu verhindern, muß später eine Beschneidung durchgeführt werden, die sogenannte Zirkumzision.

Ein Merkmal der Spanischen Mode Mitte des 16. bis Anfang des 17. Jahrhunderts, welche u.a. durch Porträts und erhaltene Kostüme recht gut belegt ist, waren die gekräuselten Halsrüschen, der sogenannte Spanische Kragen. Er nahm nach 1550 immer mehr an Umfang zu und entwickelte sich im Zusammenhang mit der luxuriösen Spitzen-Mode bald zu den so charakteristischen, radförmigen Kragenformen, die als Halskrausen oder Krösen, Duttenkragen, Mühlsteinkragen oder Fraisen in allen europäischen Ländern von Groß und Klein getragen wurden[71] (Abbildung 102). Die im 2. Viertel des 17. Jahrhunderts von wieder flachen Liegekragen abgelösten Halskrausen (Abbildung 103) leben in verschiedenen geistlichen und weltlichen Amtstrachten bis heute weiter. In Spanien wurde die Halskrause 1623 wegen ihres hohen Verbrauchs an Spitzen, die das Land Devisen kosteten, verboten und durch die Golilla ersetzt, ein steif abstehender, flacher, breiter Herrenkragen.

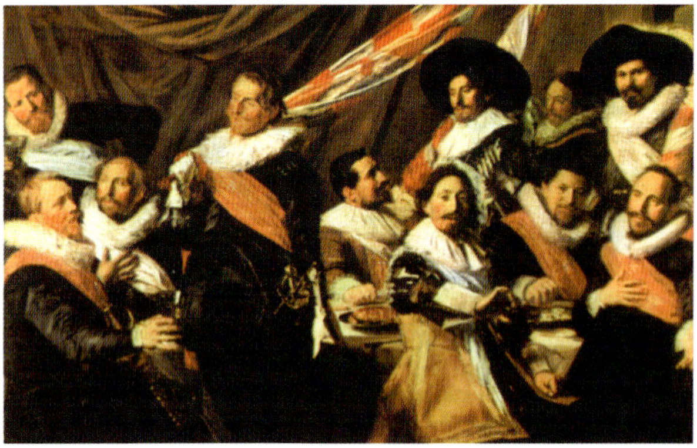

Abbildung 103: „Festmahl der Offiziere der Sankt-Georgs-Schützengilde" (1627), von Frans Hals (Frans-Hals-Museum, Haarlem). Es entwickelten sich immer voluminösere Kragenformen bis hin zur Mühlsteinkrause – gesteift, in Falten gelegt und oft spitzenverziert. Etwa ab 1625 ging der Trend zu den wieder flachen Liegekragen

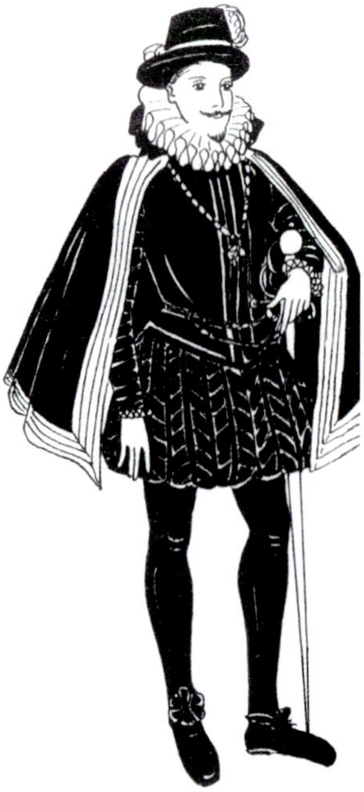

Abbildung 102: Halskrause bei Ferdinand II. (1578–1637), Kaiser von Deutschland[104]

*****

Blasensteine waren im Altertum bis weit in die Neuzeit ein verbreitetes Übel (s. Eid des Hippokrates, Seite 9 ff.). Heute treten sie relativ selten auf. Zur Steinbildung in der Blase kommt es durch Entleerungsstörungen wie bei Divertikeln, neurogener Blase oder einer infravesikalen Obstruktion, z.B. bei einem Prostataadenom oder einer Harnröhrenstriktur, da sie die Retention und Fixation von Mikrolithen begünstigen. Prädisponierend sind außerdem in die Blase eingebrachte Fremdkörper wie Katheter, Nahtmaterial usw.. Eine Harnwegsinfektion entsteht meist sekundär im Gefolge von Entleerungsstörungen und Fremdkörpern, begünstigt jedoch ihrerseits wieder die Bildung von Phosphatsteinen. Zu 90% sieht man Blasensteine bei Männern im höheren Alter. Bei 50% aller Männer über 50 Jahren findet sich ein Prostataadenom (= benigne Prostatahyperplasie, s. Seite 109 ff.).

Typische Symptome eines Blasensteins sind Hämaturien und der terminale Miktionsschmerz. Manchmal berichten die Patienten über ein Fremdkörpergefühl, was sich bei Bewegung verstärkt. Bei kleineren Steinen kann es zum „Harnstottern" kommen (Stakkatomiktion), wenn der Stein ventilartig den Abfluß blokkiert. Die Sonographie und Zystoskopie sichern die Diagnose. Die Steine können mit Zangen, Ultraschallsonden oder elektrohydraulischen Schlagwellen zerkleinert werden (Lithotripsie). Die Behandlung sollte sich jedoch nicht allein auf die Entfernung des Steins beschränken, sondern muß die Obstruktion und Infektion beseitigen. Das Prostataadenom kann gleichzeitig oder später transurethral reseziert werden (TUR = transurethrale Resektion).

Martin Luther und der Blasenstein

Der Kirchenreformator Martin Luther (1483–1546) litt seit seinem 50. Lebensjahr an Steinschmerzen[67)]. Am 26. Februar 1537 reiste er von Schmalkalden nach Tambach im Wagen des Kurfürsten Johann Friedrich von Sachsen – trotz ärztlicher Ermahnungen, denn *„er befand sich in übelster körperlicher Lage"*. *„Ich gehe abermals schwanger und liege in Kindsnöten"*, meinte er. In der Nacht verlor Luther dann den (wohl eingeklemmten) Stein. Es war wahrscheinlich die ärztlicherseits verbotene Wagenfahrt, die half, den Stein zu mobilisieren.

Bekannt ist, daß Luther im höheren Alter an der Gicht (s. dort) litt, die ihm oft Beschwerden bereitete. 1537 hatte er die stärkste Kolik mit Abgang von Steinen[23)]. Demnach handelte es sich in dem geschilderten Fall wohl um einen Harnsäurestein, der abging.

Harnsäuresteine werden heute aufgelöst, indem man durch Einnahme von harnalkalisierenden Stoffen wie Zitraten (Uralyt-U® = Kalium-Natrium-Hydrogenzitrat) den Urin-pH auf Werte zwischen 6,2 und 7,0 anhebt. Bei diesem pH-Wert kommt es zur Dissoziation der Harnsäure zum gut löslichen Urat. Bei einer vermehrten Harnsäureausscheidung sollte zusätzlich ein Xanthinoxidasehemmer (Allopurinol) verabreicht werden, um den Harnsäurespiegel im Blut und im Urin zu senken. Abschließend heißt dann das Therapie-Motto: „Viel körperliche Bewegung und viel trinken" oder populärer

„laufen und saufen".

(Ganz besonders gilt dieses Motto bei Patienten mit stark kalziumhaltigen Nierensteinen nach einer ESWL-Behandlung [extrakorporale Stoßwellenlithotripsie], damit die entstandenen Desintegrate per via naturalis abgehen können, und sich durch diese restlichen Partikel im distalen Ureter keine sogenannte „Steinstraße"[*)] bilden kann.)

---

*) dieses deutsche Wort haben übrigens die amerikanischen Urologen in ihren Wortschatz aufgenommen und sie bezeichnen ebenfalls die Ansammlung der Desintegrate im distalen Ureter vor der Einmündung in die Blasenwand (physiologische Engstelle des Harnleiters) als „Steinstraße"[110)]

Luther hatte zu seinem Glück auf seiner Reise mit dem Pferdewagen genügend Bewegung, mehr oder weniger unfreiwillig, so daß auch ohne weitere Therapiemaßnahmen der Stein abgehen konnte – über seine Trinkmenge ist nichts berichtet worden.

*****

Bei der **Hodentorsion** handelt es sich um eine Verdrehung des Samenstrangs um die Längsachse. Die Venen werden dabei verlegt, und bei einer Drehung von mindestens 360 Grad wird auch die arterielle Blutversorgung unterbrochen. Beides führt schlußendlich zur Gewebsnekrose. Spätestens nach 4–6 Stunden ist der Hoden irreversibel geschädigt, weshalb die Hodentorsion ein echter Notfall ist. Genaugenommen stellt sie also eine Samenstrangtorsion dar, die schon im 1. Lebensjahr und häufiger in der Pubertät als „akutes Skrotum" auftritt. Anatomische Anomalien des Hodens und sportliche Aktivitäten gelten hierfür als prädisponierende Faktoren.

Im Vordergrund der Symptomatik steht die akute Schmerzhaftigkeit, wobei die Hälfte der Patienten schon früher Episoden von plötzlichen, heftigen Schmerzen erlebt hat, die ebenso rasch durch eine spontane Detorquierung wieder vergingen. Nicht selten kommt es auch zu vegetativen Symptomen wie Übelkeit und Erbrechen, der Betroffene kann sogar eine Schocksymptomatik entwickeln.

Im frühen Stadium findet man einen elastisch fixierten Hodenhochstand, der Nebenhoden ist abgrenzbar und nicht an der typischen Stelle. Später ist das Skrotum gerötet, geschwollen und meist zu schmerzhaft für eine sichere Palpation. Beim Anheben des Skrotums nehmen die Schmerzen zu, bei der differentialdiagnostischen Epididymitis hingegen führt diese Maßnahme zu einer Schmerzlinderung. Am stehenden Patienten kann die abnormale Hodenachse und die untypische Lage des Nebenhodens erkennbar sein.

Differentialdiagnostisch ist u.a. die akute Epididymitis, die Hydatidentorsion, ein Hodentumor, eine inkarzerierte Hernie oder gar eine Appendizitis abzugrenzen, was im praktischen Alltag jedoch nicht immer einfach ist. Besonders bei einer partiellen Verdrehung kann nach Infiltration des Samenstrangs mit einem Lokalanästhetikum zunächst eine manuelle, externe Detorquierung versucht werden. Dazu wird der Hoden auf der rechten Seite im, links gegen den Uhrzeigersinn gedreht.[*)] Merke:

„Wird der Hoden dir zur Qual, drehe ihn nach lateral."

Wegen der Rezidivgefahr ist eine Orchidopexie notwendig, prophylaktisch auch auf der kontralateralen Seite. Gelingt der Versuch der Detorquierung jedoch nicht, muß sofort operiert werden.

„... und leg' ihn frei im OP-Saal." [110)]

Der intraoperative Befund entscheidet dann über den Erhalt des Hodens.

*****

[*)] nach Altwein und Rübben[4)]. Alken und Walz: „Detorquierung des Hodens nach lateral; links im, rechts gegen den Uhrzeigersinn."[3)] Sökeland: „Rotation in der Regel nach außen. Reposition mit Drehung nach innen!"[127)]

Die gutartige Vergrößerung der Vorsteherdrüse (Prostata) wird **Prostataadenom** genannt und durch die Proliferation der Periurethraldrüsen verursacht. Hormonelle Veränderungen im Alter scheinen für dieses Wachstum verantwortlich zu sein, wobei Östrogene und Androgene (DHT-Hypothese) vermutlich eine wichtige Rolle spielen. Die Prostata „steht“ der Blase – anatomisch betrachtet – „vor“ (daher Vorsteherdrüse) und umschließt die Harnröhre, die durch diesen Wachstumsprozeß zunehmend eingeengt wird (s. Abbildung 104). Bei etwa jedem zweiten Mann über 60 Jahre finden sich als Folge dieser benignen Prostatahyperplasie (BPH) **Symptome** wie Restharngefühl und eine Pollakisurie (= gehäuftes Wasserlassen) mit Nykturie (= nächtliches Wasserlassen) wegen der unvollständigen Blasenentleerung sowie ein verzögerter Beginn, eine verlängerte Miktionszeit und ein abgeschwächter Harnstrahl aufgrund des erhöhten Abflußwiderstandes. Gelegentlich kommt es außerdem zum Nachträufeln am Schluß der Miktion.

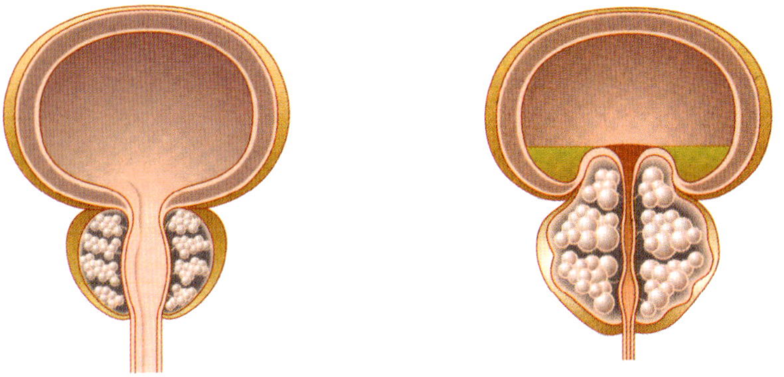

Abbildung 104: Links normale Prostata, rechts endovesikal wachsendes Prostataadenom mit stark hyperplastischen Periurethraldrüsen[*)] *und Restharn, schematisiert dargestellt*[18)]

Zu dieser obstruktiven Symptomatik kommen irritative Beschwerden hinzu, in Form eines imperativen Harndrangs (Urge-Symptomatik). Gelegentlich kann es auch durch die Ruptur ektatischer Venen, die über den Blasenhals und die Seitenlappen ziehen, zur Makrohämaturie kommen. Um die Blase entleeren zu können, muß viel „gepreßt“ werden, die Blasenmuskulatur wird dadurch auf Dauer jedoch überanstrengt und überdehnt. Blasensteine und Harnwegsinfekte können die Folge sein, aber auch zu einer Harnsperre kann es kommen, bis hin zum Nierenversagen infolge des Urinrückstaus.

„Männer mit der Altmännerkrankheit“, wie die BPH im Volksmund auch genannt wird, *„erkennt man an den feuchten Schuhspitzen“*, soll **Wilhelm Busch** (1832–1908) einst gesagt haben (Abbildung 105).

Wie man(n) zu den feuchten Schuhspitzen kommt, wird in dem Gedicht *„der Mümmelgreis“* erwähnt, das Busch in den Mund gelegt wurde. Zu seinem Bild

[*)] genau genommen handelt es sich um hypertrophierte Periurethraldrüsen, da die vorhandenen Zellen vergrößert sind, sie sich jedoch in ihrer Anzahl nicht vermehrt haben. Es wird dennoch stets von einer Hyperplasie gesprochen

„ein unbeobachteter Augenblick" (Abbildung 106) haben es Unbekannte in Busch' typischem Stil geschrieben, was ihn – nebenbei gesagt – sehr geärgert haben soll.[128)]

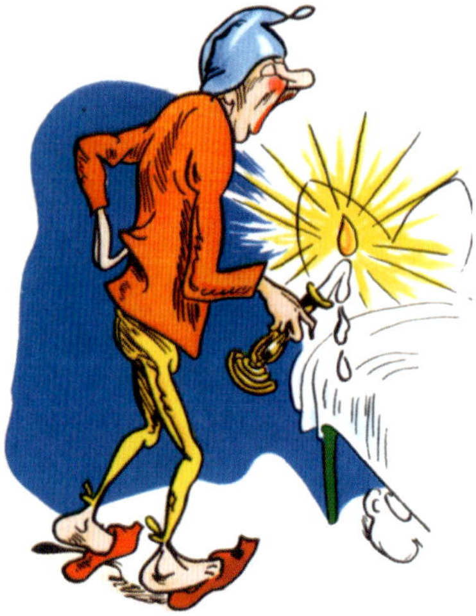

Abbildung 105: Onkel Fritz aus dem 5. Streich von „Max und Moritz" (1865). Wegen der Altmännerkrankheit mußte die Blasenentleerung bei dem etwa 50 Jahre alten Fritz Hansen – so sein bürgerlicher Name – portionsweise geschehen, auch nachts. Der von Wilhelm Busch gezeichnete Nachttopf unter dem Bett entsprang also durchaus nicht nur der Phantasie des Zeichners.[61)] Die Schuhspitzen erscheinen jedoch makellos

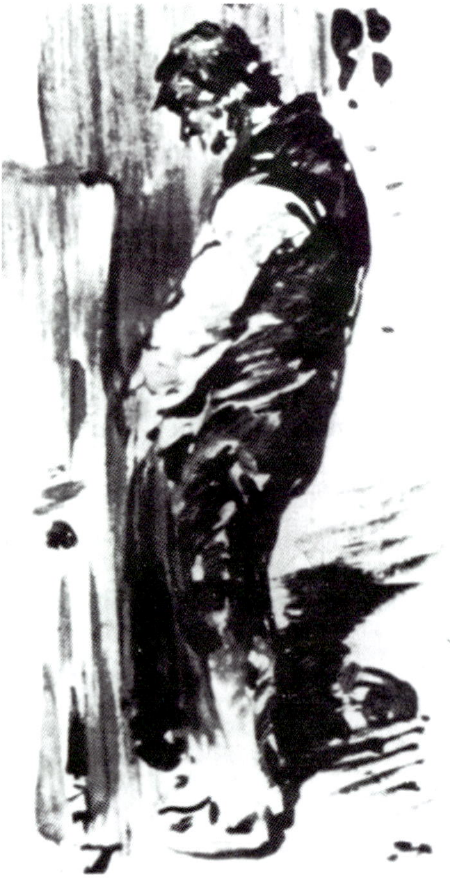

Abbildung 106: „Ein unbeobachteter Augenblick" (um 1872) von Wilhelm Busch. Staatliche Kunstsammlungen, Dresden[139)]

Der Mümmelgreis

Um liebe Freunde zu belehren,
Will ich hiermit kurz erklären,
Was es sei: ein Mümmelgreis.
Höret also, was ich weiß:

Mümmelgreise grau und kalt,
Sind an achtzig Jahre alt.
Meist von dämlichen Verstande,
Wohnen sie auf plattem Lande.

Waschen niemals sich mit Seife,
Rauchen oft 'ne schmutz'ge Pfeife,
Schnupfen Tabak aus der Tüte,
Tragen alte, schlechte Hüte.

Riechen oft nach grünem Kohl,
Sind im allgemeinen wohl,
Häufig werden sie getroffen,
Mit der Hosenklappe offen.

Immer einzeln, nie in Herden,
Können sie gefunden werden.
Stark befleckt sind Rock und Weste
Von dem Fett der Überreste.

Sitzen viel auf Bänken kauernd,
Auf die nächste Mahlzeit lauernd,
Und dann findet man noch Mümmel-
Greise, welche trinken Kümmel.

Doch besoffen sind sie selten,
Meist für Biederleut sie gelten.
Einen Zug aus ihrem Leben
Will ich schließlich auch noch geben,

Der in ganz besonderer Weise
Eigen ist am Mümmelgreise.
Seine Frau ist meist gestorben,
Die Geschlechtskraft ist verdorben,

Und zum Wässern lediglich
Dient der Schnippedilderich.
Nimmt er ihn hierzu heraus,
Geht der Strahl nicht geradeaus.

Auch nicht stolz in kühnem Bogen
Spritzen seine Wasserwogen,
Sondern träge, halb im Schlafe,
Wie beim Ton der Äolsharfe,

Mit der denkbar faulsten Ruhe,
Wässert er sich auf die Schuhe.

Dies ist ein Charakterzug
Und ein Merkmal ohne Trug,
Dran man zu erkennen weiß
Stets den echten Mümmelgreis.

Heute ist neben der Symptomatik die Höhe des PSA-Wertes im Blut (Prostata spezifisches Antigen) diagnostisch von Bedeutung. Weil eine Koinzidenz von BPH und Prostatakarzinom bestehen kann, muß das Letztere differentialdiagnostisch immer ausgeschlossen werden. Richtungsweisend dabei sind der PSA-Wert und die rektale Untersuchung der Prostata mit dem Finger (s. Abbildung 107). Der typische **Tastbefund** beim Krebsknoten ist derb, fast holzartig, das Prostataadenom ist hingegen prallelastisch, die normale Prostata flach, glatt und nicht suspekt. Merke für die Praxis:

In etwa entspricht bei der rektalen digitalen Tastung die Konsistenz ...

... der normalen **Prostata** die der geöffneten und gespreizten **Handfläche** ①
... des **Prostataadenoms** die des **Daumenballens** ②
... des **Prostatakarzinoms** die eines **Fingerknochens** ③

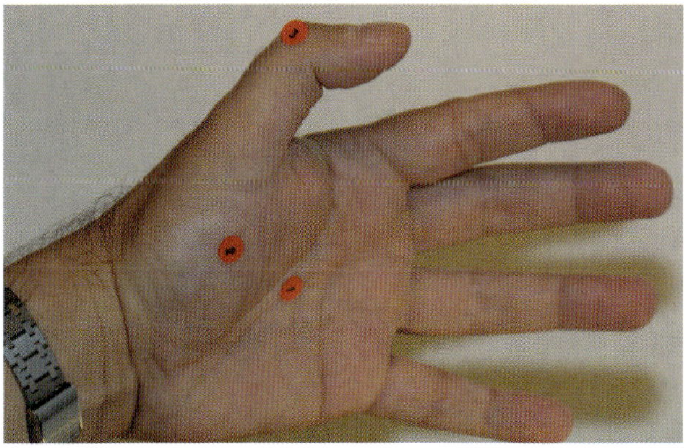

Abbildung 107: Tastbefunde der Prostata verglichen mit denen an der Hand

Jeder holzharte Bezirk oder tastbare Knoten muß weiter abgeklärt werden, denn palpatorisch ist eine eindeutige Unterscheidung zwischen benignem und malignem Prozeß nicht möglich. Differentialdiagnostisch kommen sowohl unspezifische, chronische Entzündungen als auch eine Prostata-Tbc und Prostatasteine sowie -verkalkungen in Betracht.

*****

Augenheilkunde

Die lichtempfindlichen Sinneszellen des Auges werden **Zapfen** und **Stäbchen** genannt. Die Verteilung dieser Photorezeptoren auf der Netzhaut ist nicht an allen Stellen gleich. In der Fovea centralis, dem Punkt des schärfsten Sehens (s. Abbildung 112, Seite 114), finden sich nur Zapfen, deren Zahl zur Peripherie hin abnimmt. Sie ermöglichen das scharfe Sehen und das Farbensehen am Tage. Dagegen dienen die in der Peripherie überwiegend vorhandenen Stäbchen vor allem der Wahrnehmung von Bewegungen und vermitteln nur Grauabstufungen zwischen Schwarz und Weiß bei geringem Restlicht. In der Dämmerung können wir also nur Helligkeitsunterschiede, nicht aber Farben wahrnehmen. Sie verblassen bei nachlassendem Licht allmählich, bis schließlich alles grau in grau erscheint. Eben deshalb sind nachts, wie es schon der Volksmund sagt, „alle Katzen grau". Die Netzhautperipherie signalisiert Gefahren, z.B. ein Hindernis, eine Bewegung, ohne sie genau erkennen zu lassen. Reflektorisch blickt man dann dorthin und erkennt nun erst, worum es sich handelt.[79] Ein Merksatz faßt kurz zusammen:

Die Stäbchen an den Rändern
sehen im Dämmern das Verändern.

Der Mensch besitzt allerdings bei sehr schwachem Licht ein **physiologisches Zentralskotom**: Beim genauen Betrachten richten wir die Augen unwillkürlich so auf einen Gegenstand, daß sein Bild auf den gelben Fleck fällt (Abbildung 112, Seite 114). Die in dessen Zentrum – der Fovea centralis – liegenden Zapfen sind ja nun „nicht zuständig", und Stäbchen fehlen dort. Will man einen kleinen Gegenstand erkennen und blickt genau hin, so verschwindet er also – schaut man jedoch ein wenig daran vorbei, so taucht er wieder auf; außerhalb dieses Netzhaut-Skotoms kann er nämlich, trotz der geringen Lichtverhältnisse, mittels der Stäbchen wahrgenommen werden.

Daß man bei sehr schwachem Licht einen Gegenstand besser sieht, wenn man an ihm vorbeiblickt und ihn nicht zu fixieren versucht, läßt sich z.B. nachts im Wald an einem kleinen, lichtschwachen Stern oder gar Kometen nachvollziehen. Beispielsweise war der erst zwei Jahre zuvor entdeckte und 1997 in allen nördlichen Breiten über 45° zu beobachtende **Komet „Hale-Bopp"** für dieses Experiment gut geeignet (s. Abbildung 108). Wegen des physiologischen Zentralskotoms erkannte man ihn mit bloßen Augen besser, wenn man an ihm ein wenig vorbeischaute. Auch sein Schweif war dann deutlicher zu erkennen!

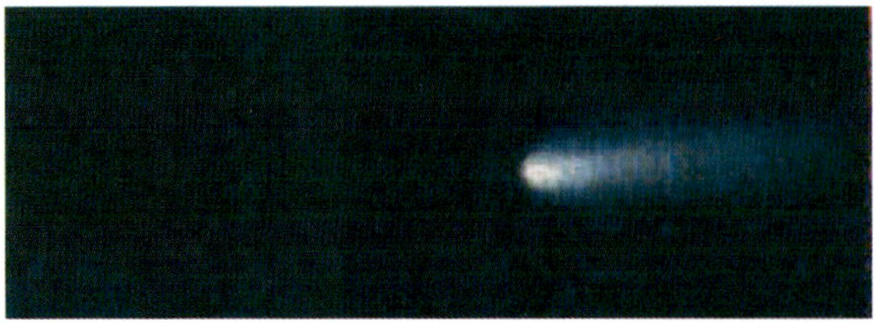

Abbildung 108: Der kleine, lichtschwache Komet „Hale-Bopp" war im Frühjahr 1997 am Nachthimmel zu sehen (hier mit starker Vergrößerung aufgenommen)

*****

Wenn man sich eines der beiden Augen zuhält und anschließend versucht, mit dem Finger in die Öffnung einer vor sich stehenden Flasche zu treffen, gelingt dieses nur sehr schwer. Warum eigentlich?

Genau wie wir mit unseren beiden Ohren die Richtung bestimmen können, aus der ein Geräusch kommt, ist man durch den **Abstand zwischen den Augen** in der Lage, die räumliche Gestalt eines Gegenstandes wahrzunehmen. Betrachten wir einen Gegenstand mit beiden Augen, wird von jedem Auge ein gesondertes Bild ins Gehirn geleitet. Dort werden sie zu Einem verarbeitet. Deshalb sehen wir den Gegenstand auch nur einfach. Ein Vergleich dieser Bilder bzw. Gesichtsfelder ergibt jedoch, daß sie voneinander recht verschieden sind. Das linke Auge sieht einen Körper mehr von links, das rechte Auge mehr von rechts (Abbildung 109). Die **Verschiedenheit und Überlagerung der Gesichtsfelder bzw. Bilder** erweckt in unserer Vorstellung den Eindruck des Räumlichen, den 3D-Effekt. Auch sind die Unterschiede zwischen den beiden Bildern bei nahen Gegenständen größer als bei entfernten.[82] Man lernt daraus die Entfernung eines Körpers recht genau abzuschätzen.

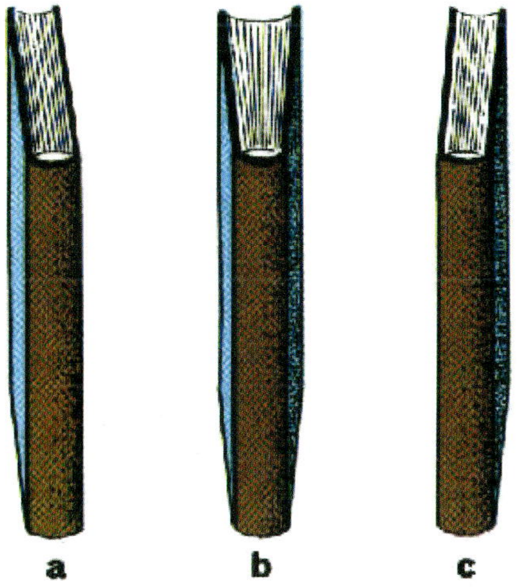

Abb. 109: Zum dreidimensionalen Sehen – wie man ein Buch a mit dem linken Auge, c mit dem rechten Auge, b mit beiden Augen sieht[82]

Abbildung 110: Augenstellung bei einer Kuh. Lediglich ein kleiner Teil des Gesichtsfeldes kann gleichzeitig mit beiden Augen aufgenommen werden

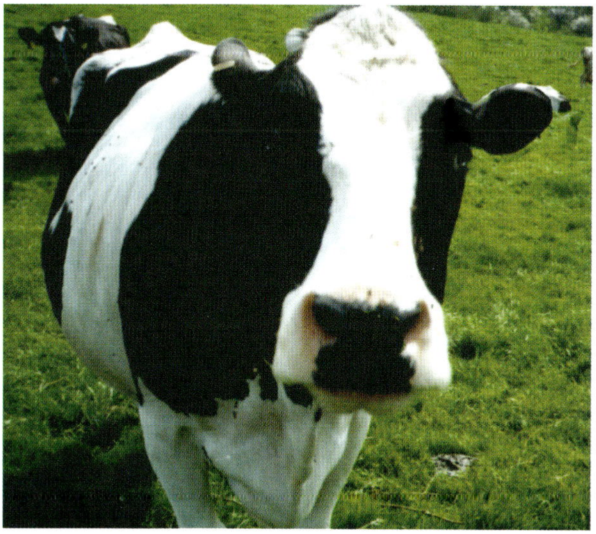

Bei Weidetieren der offenen Landschaft sitzen die Augen meist seitlich am Kopf (Abbildung 110). Ihr Gesichtsfeld wird dadurch groß, allerdings wird nur ein kleiner Ausschnitt davon gleichzeitig mit beiden Augen erfaßt.

Hingegen haben baumlebende Tiere, oder Tiere, die ihre Beute im Sprung fangen, meist ein nach vorne gerichtetes Augenpaar (Abbildung 111). Das Abschätzen von Entfernungen ist für sie (über)lebensnotwendig. Das Gesichtsfeld wird durch diese Augenstellung zwar klein, aber ein relativ großer Bereich wird mit beiden Augen erfaßt.

Dreidimensionales Sehen ist also nur in dem Bereich des Gesichtsfeldes möglich, der von beiden Augen aufgenommen wird. Mit einem Auge ist es deshalb schwieriger, plastisch zu sehen und Entfernungen richtig zu beurteilen (vermehrte Vorsicht ist daher für diese Patienten besonders im Straßenverkehr geboten!).

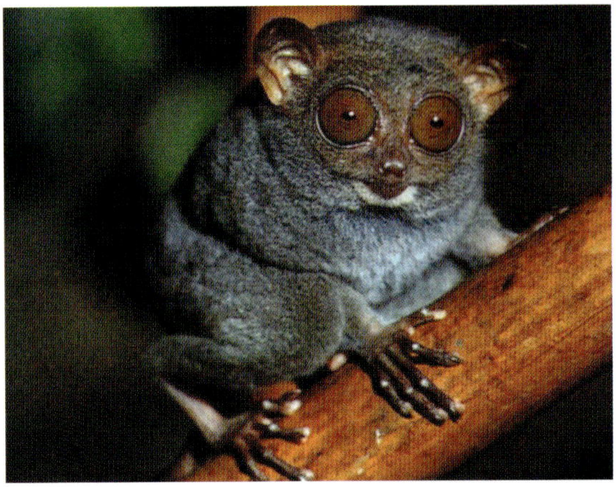

Abb. 111: Augenstellung bei dem in Südostasien beheimateten Koboldmaki. Er kann dadurch einen recht großen Gesichtsfeldbereich mit beiden Augen erfassen. Dieser nur 11–20 cm große und mit langen Fußknochen versehene Halbaffe ist an seinen außergewöhnlich großen, runden Augen zu erkennen. Er lebt auf Bäumen und wird erst in der Dämmerung wach. Käfer und Heuschrecken fängt er sehr geschickt mit einem bis zu 2 m weit reichenden Sprung[101]

*****

Auf der Netzhaut des Auges gibt es neben dem physiologischen Zentralskotom (s. oben) ein weiteres, physiologisches Skotom, den sogenannten **„blinden**

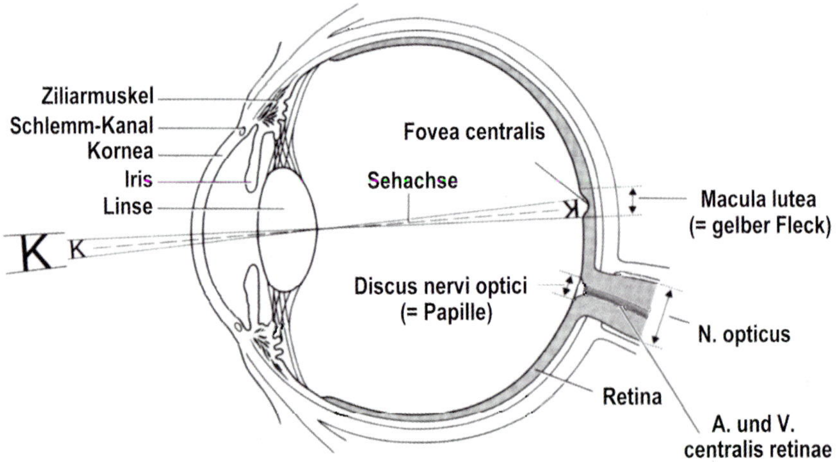

Abbildung 112: Horizontalschnitt durchs rechte Auge. Der „blinde Fleck" (auch als Mariotte'scher Fleck bezeichnet) entsteht wegen der Durchtrittstelle des N. opticus und der Zentralgefäße; nach[79]

Fleck" – ein kleiner Bereich, Discus nervi optici genannt, wo der Sehnerv sowie die A. und V. centralis retinae durch die Netzhaut treten, Photorezeptoren daher völlig fehlen und ein „Sehen" deshalb dort nicht möglich ist (Abbildung 112). Dieser Discus stellt die Stelle des absoluten Sehausfalls dar.

Durch den folgenden, recht einfachen Versuch kann man sich vom Vorhandensein dieser kleinen Gesichtsfeldlücke leicht überzeugen. Sie wird normalerweise nicht bemerkt, da sie durch Seheindrücke aus der Umgebung und des anderen Auges gleichsam ausgefüllt wird (Abbildung 113):

Man schließe das linke Auge, halte die Abbildung in Armlänge vor das rechte Auge und fixiere das Kreuz. Nähert man nun das Bild langsam dem Auge, wird zunächst das Quadrat verschwinden, wenn es genau auf den „blinden Fleck" der Retina projeziert wird, und dann anschließend der Kreis, während das Quadrat wieder erscheint.

Abbildung 113: Mit dem Mariotte-Versuch läßt sich der „blinde Fleck" eines Auges nachweisen. Das Gehirn ergänzt die ausgeblendete Fläche mit dem Muster der nächsten Umgebung[82)]

Wir sehen also nicht nur mit dem Auge, sondern auch mit Hilfe unseres Nervensystems!

*****

Bei der akuten, meist einseitig auftretenden, **Retrobulbärneuritis**, auch als retrobulbäre Opticusneuritis oder Neuritis optica retrobulbaris bezeichnet, kommt es frühzeitig zu Sehstörungen und zu einem Zentralskotom. Betroffen ist das axial gelegene makulopapilläre Bündel, das von der Makula lutea (s. Abbildung 112, Seite 114) zur wenige Millimeter entfernten Papille verläuft, dort die temporale Hälfte einnimmt und im weiteren Verlauf des Sehnervs zentral in dessen Achse zu liegen kommt (= axiales Bündel). Der Fundusbefund ist bei der Augenhintergrundspiegelung zunächst unauffällig. Man sagt:

„Der Patient sieht nichts und der Arzt sieht auch nichts."

Erst nach etwa 2 Wochen wird für den Untersucher die temporale Abblassung der Sehnervpapille sichtbar, wenn dieses Bündel deszendierend atrophiert.[79)]

Die retrobulbäre Neuritis ist sehr häufig ein Frühsymptom der multiplen Sklerose und kann den sonstigen Symptomen oft um ein Jahrzehnt vorausgehen. Aber auch andere Erkrankungen wie z.B. Entzündungen der Nasennebenhöhlen, perniziöse Anämien, Malignome oder ein Diabetes kommen als Ursache einer retrobulbären Opticusneuritis in Frage.

*****

Hals-Nasen-Ohren-Heilkunde

Der **Tragus** (anat.) stellt die vor der Öffnung des äußeren Gehörganges liegende Erhebung dar, hinter der vor allem bei älteren Menschen oft ein Haarbüschel sichtbar wird, barbula tragi genannt (Abbildung 114). Dieses Haarbüschel hat eine gewisse Ähnlichkeit mit dem am Unterkiefer eines Ziegenbocks (Abbildung 115). So bedeutet trágos (griech.) Bock, Ziegenbock. Der Tragus erlangt beispielsweise in der HNO-Klinik eine Bedeutung. Der äußere Gehörgang ist bei Säuglingen noch nicht verknöchert; deshalb setzt sich ein Druck auf sein Ende bis zum Mittelohr fort und kann durch Schmerzäußerung eine Otitis media anzeigen (sogenannter Tragusdruckschmerz).

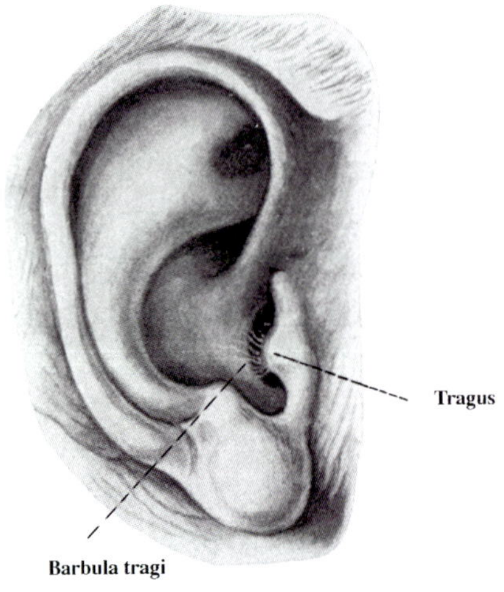

Abbildung 114: Tragus mit Haarbüschel (barbula tragi)[43]

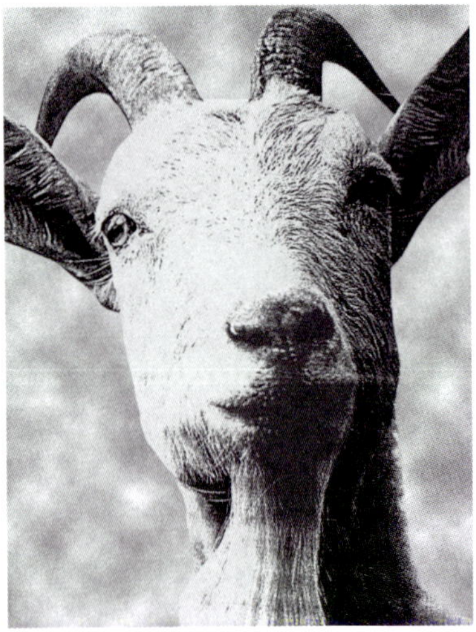

Abbildung 115: Ziegenbock. Man beachte das Haarbüschel an dessen Unterkiefer[142]

*****

Kinderheilkunde

Das Aufmerksamkeitsdefizit/Hyperaktivitäts-Syndrom

Unaufmerksame, unkonzentrierte und überaktive Kinder können die geduldigsten Eltern und Lehrer zur Verzweiflung bringen. Das Unverständnis in der Gesellschaft und mangelhafte Kenntnisse über das **Aufmerksamkeitsdefizit/Hyperaktivitäts-Syndrom** (ADHS) behindern mögliche Hilfen der Betroffenen. In der Geschichte vom **Zappelphilipp** (Abbildung 117) wurde dieses Syndrom bereits 1845 von dem Frankfurter Nervenarzt und Schriftsteller Dr. Heinrich Hoffmann (1809–1894) beschrieben. Er dürfte selbst Betroffener gewesen sein, denn aus seinem Lebenslauf ergeben sich Hinweise darauf.[63,65] Unter dem Pseudonym Reimerich Kinderlieb*) zeichnete er seine *„lustigen Geschichten und drolligen Bilder mit 15 schön kolorierten Tafeln für Kinder von 3 bis 6 Jahren“*, die besser bekannt als *„Struwwelpeter“* (Abbildung 116) zum Klassiker der Kinderliteratur geworden sind, zahlreiche Auflagen erreichten und in fast allen Sprachen der Welt übersetzt wurden. Ursprünglich waren diese Geschichten jedoch nicht zur Veröffentlichung bestimmt, sondern für seinen Sohn Carl Philipp 1844 als Weihnachtsgeschenk gedacht.[154]

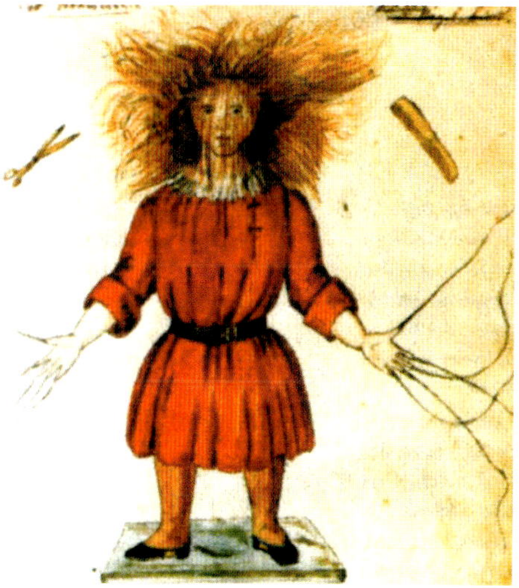

Abb. 116: Aquarellierte Federzeichnung von Dr. Heinrich Hoffmann – „der Struwwelpeter“ 1844 im Original[63]

Im Jahre 1902 beschrieb der englische Kinderarzt George F. Still in der renommierten medizinischen Fachzeitschrift *„The Lancet“* Kinder mit motorischer Unruhe, einer Beeinträchtigung der Aufmerksamkeit und aggressiven Ausbrüchen. Er führte aus: Nicht eine schlechte Erziehung oder ungünstige Umweltbedingungen seien in erster Linie für dieses Störungsbild verantwortlich, sondern *eine angeborene Konstitution.*[131] – Vielleicht die erste Beschreibung des ADHS in der medizinischen Fachliteratur.

Kinder mit dem Aufmerksamkeitsdefizit/Hyperaktivitäts-Syndrom werden nicht selten als ungezogen, frech und böse angesehen, weil ihre Problematik nicht richtig erkannt wird. Die Eltern zweifeln sehr stark an ihren erzieherischen Fähigkeiten, aber auch Helfer sind enttäuscht, weil trotz pädagogischer Bemühungen das Verhalten dieser Kinder nicht ausreichend zu beeinflussen ist. *„Ach, was muß*

*) erst ab der fünften Auflage gibt er sich mit dem eigenen Namen als Verfasser zu erkennen

Die Geschichte von dem Zappelphilipp

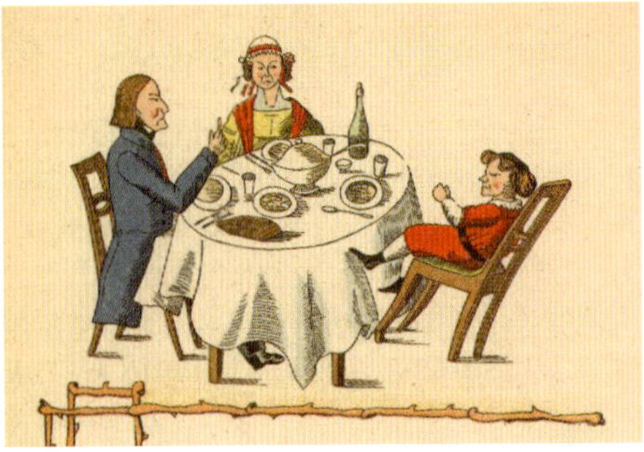

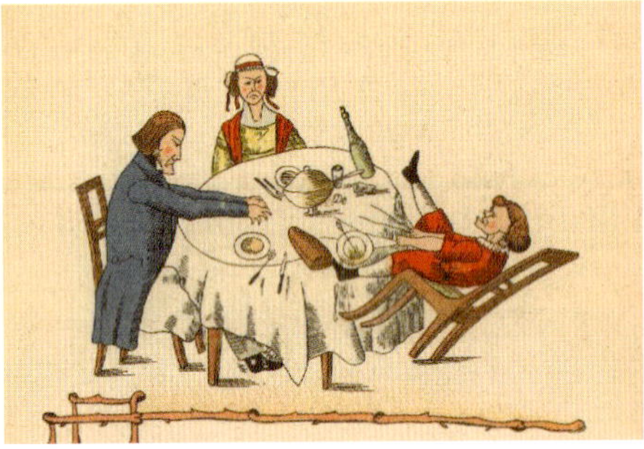

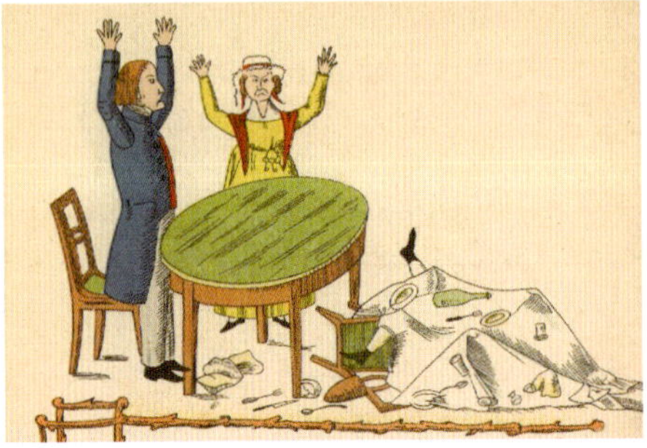

Abbildung 117: Original-Zeichnung von Dr. Heinrich Hoffmann – die Geschichte vom Zappelphilipp.[64] Von wem könnte Philipp das Syndrom geerbt haben?

„Ob der Philipp heute still
wohl bei Tische sitzen will?“
Also sprach in ernstem Ton
der Papa zu seinem Sohn,
und die Mutter blickte stumm
auf dem ganzen Tisch herum.
Doch der Philipp hörte nicht,
was zu ihm der Vater spricht.
Er gaukelt
und schaukelt,
er trappelt
und zappelt
auf dem Stuhle hin und her,
„Philipp, das mißfällt mir sehr!“

Seht, ihr lieben Kinder, seht,
wie's dem Philipp weiter geht!
Schaut genau auf dieses Bild!
Seht! Er schaukelt gar zu wild,
bis der Stuhl nach hinten fällt,
da ist nichts mehr, was ihn hält.

Nach dem Tischtuch greift er, schreit.
Doch was hilft's? Zu gleicher Zeit
fallen Teller, Flasch' und Brot.
Vater ist in großer Not,
und die Mutter blicket stumm
auf dem ganzen Tisch herum.

Nun ist Philipp ganz versteckt,
und der Tisch ist abgedeckt,
was der Vater essen wollt'
unten auf der Erde rollt:
Suppe, Brot und alle Bissen,
alles ist herabgerissen;
Suppenschüssel ist entzwei,
und die Eltern stehn dabei.
Beide sind gar zornig sehr,
haben nichts zu essen mehr.

man oft von bösen Kindern hören oder lesen! ..." heißt es zu Beginn der 1865 von Wilhelm Busch veröffentlichten Bubengeschichte, in der *„Max und Moritz"* durch besonders gewagte und phantasievolle Streiche auffallen. Parallelen zu diesem Syndrom finden sich auch dort.[61)]

Obligat für das ADHS ist neben der Impulsivität auch die Aufmerksamkeits- und Konzentrationsstörung (besser –unbeständigkeit). Es geht mit einer Hyperaktivität einher, die recht auffallend ist und von der Umwelt meist als besonders störend empfunden wird. Daher wird es auch hyperkinetisches Syndrom (HKS) oder Zappelphilipp-Syndrom genannt. Diese „Zappelphilipp-Kinder" sind fast ununterbrochen in Bewegung, aufgedreht, zappeln häufig mit Händen und Füßen, das stille Sitzen fällt ihnen besonders schwer. Die Hyperaktivität muß jedoch nicht immer so deutlich ausgeprägt sein, sie kann sogar fehlen. Bei einer selteneren Form sind die Betroffenen, überwiegend weibliche Patienten, hypoaktiv – sogenannte „Tagträumerinnen". Möglicherweise diente die Mutter in der Geschichte vom Zappelphilipp als Beispiel für diese Variante *„... und die Mutter blickte stumm ..."* (Abbildung 117).

Das ADHS wird auch das **Syndrom der Extreme** genannt. Sehr viele Eigenschaften der Patienten treten entweder in der einen oder anderen extremen Art und Weise auf (z.B. geizig oder spendabel, ordentlich oder unordentlich bis chaotisch [„Messie"], pünklich oder unpünklich, sich nicht entscheiden können oder ganz spontan „aus dem Bauch heraus" eine Entscheidung fällen, usw.).

Stets abzugrenzen ist das ADHS (engl. ADHD – Attention Deficit Hyperactivity Disorder) von Aufmerksamkeitsstörungen anderer Genese wie z.B. reaktiv nach sozialen Konfliktsituationen. Auch die Tatsache, daß ein hyperaktives Verhalten als normale Reifungsphase bei temperamentvollen Kindern auftritt, kann differentialdiagnostische Schwierigkeiten bereiten.

ADHS-Kinder bewegen sich ungeschickt, von den Müttern oft als „irgendwie anders" beschrieben. Sie neigen zu Wutausbrüchen („flippen leicht aus") und haben Probleme mit Planungsaufgaben. Daher ist ihr Handeln überstürzt, sehr impulsiv und ohne Maß und Überlegung, mit einer größeren Liebe zum Nervenkitzel, nach dem Motto: „Erst handeln und dann denken" (Abbildung 118).

Eine beispielhafte Episode findet sich auch in dem Kinderbuch *„Als Klein-Ida auch mal Unfug machen wollte"*, ebenfalls von der schwedischen Erfolgs-Autorin Astrid Lindgren. Darin schreibt sie, daß *„auch Klein-Ida es in dem Tischlerschuppen sehr gemütlich fand, in dem ihr Bruder Michel immer eingesperrt wurde, wenn er etwas ausgefressen hatte. ... Ida wollte da auch gern einmal eingesperrt werden. Aber dann hätte sie ja zuerst irgend etwas ausfressen müssen, und das konnte sie nicht, das liebe Ding!"*

„Aber ich werd' mir schon was ausdenken", sagte sie zu Michel. „Unfug denkt man sich nicht aus", erwiderte er, „Unfug wird's von ganz allein. Aber daß es Unfug war, weiß man erst hinterher."[83)]

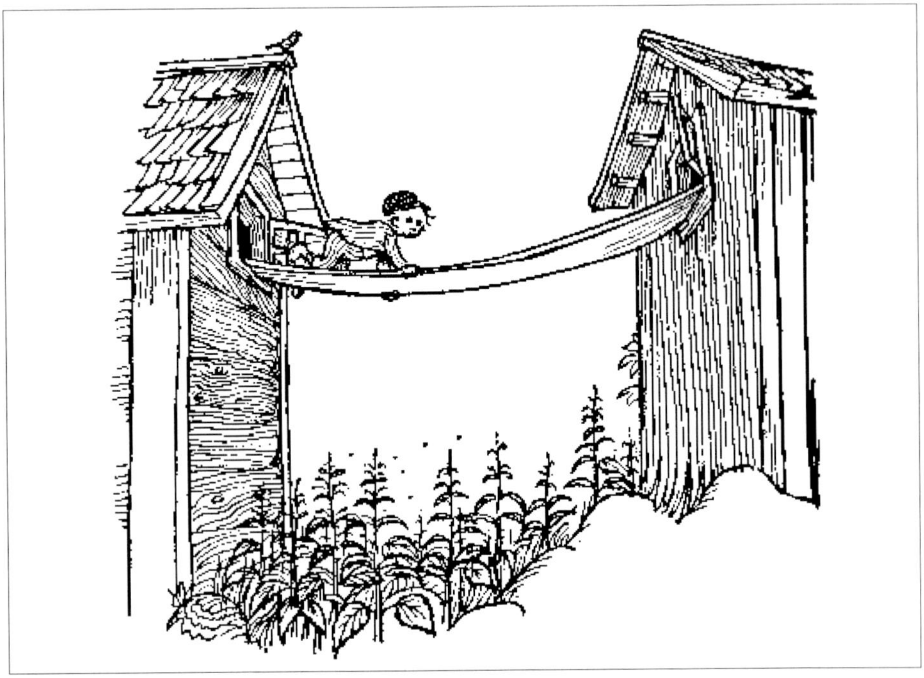

Abbildung 118: Astrid Lindgrens „Michel aus Lönneberga" kriecht vom Tischlerschuppen zur Vorratskammer: „... und als er die Nesseln unter sich sah, bekam er Angst und schwankte"[84]

Der Schlaf ist oft unruhiger als bei Gesunden, dazu kommen oft Ein- und Durchschlafstörungen. Kennzeichnend für ADHS-Kinder ist u.a. auch ihr ausgeprägter Gerechtigkeitssinn, die Hilfsbereitschaft und ihre Vergeßlichkeit, aber mit einem Elefantengedächtnis für Details. Meist wirken sie jünger als ihrem Alter entsprechend.

Anders als in der Gruppe können diese Kinder in der Einzelsituation mit direktem Kontakt (1-zu-1-Konstellation) zur Ruhe kommen, „sehr lieb" sein und dann auch strukturiert arbeiten. In ihrer Laune sind ADHS-Kinder sehr wechselhaft, weinen leicht und häufig. Sie werden schnell ärgerlich, wenn die Menschen sich nicht so verhalten, wie erwartet wurde. Diese nicht ausreichende Selbstkontrolle führt dazu, daß diese Kinder als ungehorsam oder nachlässig erscheinen. Durch die dann notwendige (vermehrte) Zuwendung und Aufmerksamkeit der Eltern bahnt sich eine Geschwisterrivalität geradezu an.

Kinder mit einem ADHS haben einen oberflächlich abtastenden, überhüpfenden Wahrnehmungsstil: So wurde beispielsweise der Ortsname „Obertürkheim" an der Fahrtrichtungsanzeige im Bus einfach als „Obertürkei" gelesen. Aufgrund ihrer verzerrten Wahrnehmung können sie meist Wesentliches von Unwesentlichem nicht unterscheiden. Weil sie sich nicht lange konzentrieren können und sich durch jede Kleinigkeit ablenken lassen, können sie nur schlecht bei einer Spielaktivität bleiben. Außerdem sind sie schnell frustriert und geben dann leicht auf, aber auch stundenlanges Beschäftigen mit einer Sache ist möglich.

Angefangene Dinge werden häufig nicht beendet, was bei vielen Betroffenen obendrein zu Lernproblemen in der Schule führt. Im schulischen Alltag fallen sie besonders auf: Sie scheinen nicht zuzuhören, beantworten oft eine Frage, bevor sie richtig gestellt wurde, machen Bemerkungen, ohne an der Reihe zu sein, stören andere Kinder. Ihr Schriftbild ist unruhig, die Richtungskonstanz fehlt und die Zeilen werden nicht eingehalten. Die schulischen Leistungen verschlechtern sich stetig, obwohl die Kinder normal begabt und nicht selten sogar überdurchschnittlich intelligent sind. Die Leistungen entsprechen also nicht der Intelligenz! Durch die zusätzlich oft vorhandenen Teilleistungsstörungen, wie die Lese- und Rechtschreibschwäche (Legasthenie) oder die Rechenschwäche (Dyskalkulie), werden die Kinder gänzlich überfordert – die Schule wird mehr und mehr zur Qual. Sie sind deshalb furchtbar in Not und suchen beispielsweise durch Lügen einen Ausweg. Sie fühlen sich von der Umwelt ungeliebt, werden depressiv, sogar Suizidgedanken werden geäußert. Die unvermeidlichen, ständigen Mißerfolge beim Lernen erzeugen schließlich sogenannte Pfropfneurosen, sekundäre Verhaltensstörungen, die zusätzlich die Kinderpersönlichkeit deformieren. Viele ADHS-Kinder versuchen, ihre schlechten Leistungen durch Kaspereien und Aggressionen zu kompensieren. Als Klassenclown holen sie sich die dringend benötigte Anerkennung und das seltene Erfolgserlebnis. Aufgrund der sozialen Schwierigkeiten finden wir oft neben einer schwierigen Schullaufbahn und schlechteren Schulabschlüssen auch vermehrt Konflikte mit dem Gesetz sowie häufigeren Alkohol- und Drogenkonsum. Man sollte sich daher öfter mit den Kindern intensiver beschäftigen, sie umsorgen, und ihnen die Aufmerksamkeit schenken, die ihnen fehlt (Aufmerksamkeitsdefizit-Syndrom!), statt sie immer wieder zu tadeln und zu entmutigen.

Einige Mütter berichten über eine Hyperaktivität ihrer Kinder bereits in der Schwangerschaft. Die Kindsbewegungen werden als besonders heftig und intensiv beschrieben. Bei ca. 60% der betroffenen Kinder zeigt sich eine extremere Unruhe bereits im Säuglingsalter. Sie haben Schlafstörungen, häufiger Koliken, sind durch äußere Reize leicht irritierbar und scheinen Liebkosungen nicht so gerne zu haben. Im Vorschulalter zeigt sich die Hyperaktivität dann schon recht ausgeprägt. Als „lebhaftes" Kind sind sie stark unfallgefährdet (Abbildung 118, Seite 120), zudem scheinen sie keine Gefahr zu erkennen und nicht aus negativen Erfahrungen zu lernen.

Die äußerlich hyperaktiven Kinder wirken mit zunehmenden Alter ruhiger, jedoch sind sie als Jugendliche und Erwachsene immer noch innerlich angespannt und fühlen sich „wie getrieben". Viele haben auch im Erwachsenenalter noch Konzentrationsprobleme, leiden an erhöhter Impulsivität und können nur schwer „abschalten", was dann nicht selten als Persönlichkeitsstörung diagnostiziert wird. Man schätzt, daß mindestens ein Drittel behandlungsbedürftige Symptome zeigt.[55)]

Über 150 Jahre nach dem *„Struwwelpeter"* kennt man die Ursache für dieses Syndrom, von dem weit über 4% der Schulkinder betroffen sind, immer noch nicht genau. Der Begriff „Minimale Cerebrale Dysfunktion", der lange Zeit als

Synonym für das ADHS gebraucht wurde, weist darauf hin, daß hirnorganische Funktionsstörungen angenommen werden. Aufgrund neuropharmakologischer Befunde wird eine Dysregulation noradrenerger, dopaminerger und serotoninerger Neurotransmittersysteme unterschiedlichen Umfangs vermutet, was die Existenz verschiedener Formen dieser Störung erklären kann. Im Bereich der Nervenschaltstellen (Synapsen) wird der Neurotransmitter Dopamin zu wenig gebildet bzw. zu stark durch das abbauende Enzym Monoaminooxydase (MAO) inaktiviert.[48] Diese Theorie wird dadurch erhärtet, daß stimulierend wirkende Medikamente, wie beispielsweise das Amphetamin, die Erscheinungen des ADHS beheben können. Daß ADHS-Kinder im Verlauf der Geburt einen minimalen Hirnschaden erlitten haben, gilt inzwischen als sehr unwahrscheinlich. Zweifelsfrei spielen genetische Faktoren eine große Rolle. Unter den Eltern dieser Kinder läßt sich nach eigener Beobachtung fast stets ein ADS mit oder ohne Hyperaktivität finden. Folgender Merksatz ist sehr treffend:[99]

„ADS trifft ADS – und produziert ADS."

Auch die Ergebnisse der Zwillingsforschung weisen auf erbliche Zusammenhänge hin. Der bislang noch nicht genau lokalisierte Gendefekt erzeugt vermutlich ein Ungleichgewicht unter den neuronalen Botenstoffen und führt auf diese Weise zu einer Störung der Reizverarbeitung im Gehirn. Es scheint sich um eine autosomal dominant vererbte Störung zu handeln.[45] Mädchen und Jungen sind dann gleich häufig betroffen. Da man aber Jungen etwa 3–4 mal häufiger als Mädchen (Zappelphilipp, selten Zappelliese!) unter dem Hyperaktivitätssyndrom findet, nimmt man an, daß Jungen, die ohnehin lebhafter und aggressiver sind, eher auffallen, wenn sich ihre Lebhaftigkeit und Aggressivität mit dem ADHS summiert.

Keinen Zusammenhang ergaben die bisher durchgeführten Untersuchungen zwischen salizylat-, zucker- und phosphatreichen Nahrungsmitteln und dem ADHS, obwohl in verschiedenen Studien einzelne hyperaktive Kinder auf eine entsprechende Diät zumindest partiell mit einer Verhaltensbesserung reagierten.[121,138] Bei diesen Kindern ist die Hyperaktivität möglicherweise durch Allergien auf bestimmte Nahrungsmittel bedingt oder verstärkt, wobei auch synthetische Farb-, Aroma- und Konservierungsstoffe als Ursache infrage kommen. Eine sehr hohe Allergiebereitschaft scheint bei ADHS-Kindern vorzuliegen.

Die Behandlung des ADHS fußt auf drei Säulen, von denen die Erste die Beratung der Eltern und Lehrer darstellt. Das Wissen um diese Störung, und daß es sich um eine solche handelt, kann den Eltern die meist sehr ausgeprägten Schuldgefühle nehmen und die oft stark belastete familiäre Situation entspannen helfen. Auch muß der These entgegengetreten werden, wonach das elterliche Verhalten die Hyperaktivität verursacht, so daß die gegenseitigen Vorwürfe und Schuldzuweisungen wegen angeblich falscher Erziehung enden können. Empfehlenswert ist darüber hinaus der Erfahrungsaustausch in einer Selbsthilfegruppe oder Elterninitiative, die schon mit dem Gefühl, nicht allein mit seinen Problemen zu sein, hilfreiche Unterstützung geben kann. Das Internet bietet nützliche Informationen und zunehmend Erfahrungsberichte betroffener Erwachsener.

Als zweite Säule ist die Ergotherapie zu nennen, bei der die Patienten schöpferisch tätig sein können und sich die dringend notwendigen Glücks- und Erfolgserlebnisse holen. In vielen Fällen ist zusätzlich eine Psychotherapie notwendig, insbesondere die Verhaltenstherapie. Auch sind die Teilleistungsstörungen der Kinder (s.o.) in die Behandlung mit einzubeziehen. Da die HKS-Kinder sich infolge ihrer Impulsivität und Aufmerksamkeitsstörung schlecht an Regeln halten können, ist ein gleichförmiger, sich wiederholender Tagesablauf sehr wichtig. Altersgemäße, lebenspraktische Rituale wie Zähneputzen, Anziehen usw. sollen ebenso systematisch geübt werden, wie das Einhalten von Regeln im Zusammenleben (Rücksichtnahme, Zurückstellen eigener Bedürfnisse etc.).

Die dritte Säule ist die medikamentöse Behandlung, ohne die beispielsweise eine Verhaltenstherapie wenig effektiv ist – oft wird sie überhaupt erst dadurch ermöglicht. Etwa 80% der Behandelten bessern sich unter einer Arzneitherapie zum Teil in erstaunlich beeindruckender Weise. Die Mittel der ersten Wahl sind die sogenannten Psychostimulantien – Präparate, die von Erwachsenen als „Wachmacher" und Aufputschmittel mißbraucht werden. In Deutschland wird nahezu ausschließlich das Methylphenidat eingesetzt, Handelsname Ritalin® (seit 15.5.2000 auch Medikinet®). Diese Substanz hat eine amphetamin-ähnliche Wirkung und erhöht die zentralnervösen Transmitterkonzentrationen von Noradrenalin und Dopamin im synaptischen Spalt. Das Medikament „stellt" die Kinder sozusagen „ein", damit die begleitenden Therapien (s. zweite Säule) fruchten können. Bei HKS-Kindern wirken Stimulantien nicht stimmungsanhebend oder gar euphorisierend, sondern sie gleichen aus, machen wacher und – scheinbar paradox – beruhigen. Diese Kinder sind quasi übermüdeten Kindern vergleichbar, die mit körperlicher Bewegung versuchen, munterer und wacher zu werden. Das Medikament übernimmt dies für sie. Obendrein wird dem Gehirn geholfen, die Umweltimpulse besser zu verarbeiten. Die Hyperaktivität verschwindet und die Aufmerksamkeit verbessert sich deutlich. Die Konzentrationsfähigkeit steigt, das Kind entwickelt mehr Ausdauer und ist nicht mehr so leicht abzulenken. Besonders eindrucksvoll ist nicht selten die Verbesserung der Handschrift.

Unbehandelte ADHS Kinder geraten sehr häufig ins soziale Abseits und gelten in schweren Fällen als nicht beschulbar. Das Ritalin®/Medikinet® verbessert nicht die kognitive Leistungsfähigkeit, es ist also keine „Schlaumacherpille", aber es versetzt die Kinder in die Lage, über ihre individuelle Begabung besser zu verfügen. In der Familie bessern sich die sozialen Beziehungen, speziell zwischen Mutter und Kind. Die Probleme des Kindes verringern sich, sein Selbstwertgefühl steigt.

Das Methylphenidat sollte zu Beginn der Behandlung einschleichend gegeben werden. Die optimale Dosis ist dann je nach Symptomatik individuell zu ermitteln.[121)] Über die Höhe der Dosierung und das Einlegen von Medikamentenpausen (z.B. an Wochenenden und in den Schulferien) gibt es jedoch noch kontroverse Meinungen. Da das Methylphenidat eine recht kurze Halbwertszeit von etwa 2–4 Stunden besitzt, sind in der Regel mehrere Tagesdosen nötig.

Die häufigsten Nebenwirkungen vom Methylphenidat sind Appetitminderung und Einschlafstörungen. Befürchtungen, daß Stimulantien das Knochenwachstum irreversibel hemmen, haben sich in neuen Untersuchungen nicht bestätigt. Zwar kann es anfänglich unter der Behandlung zu einer gewissen Wachstumsverzögerung kommen, doch wird sie im weiteren Verlauf kompensiert.[121)] Eine Suchtgefahr oder Abhängigkeit besteht selbst nach mehrjähriger Behandlung nicht.[70,129)] Nach mehr als 60jähriger Erfahrung mit der Stimulantientherapie ist kein einziger Fall von Medikamentensucht bei HKS-Patienten bekannt geworden.[48,138,147)] Oft wird von ihnen die Einnahme der Tabletten gar vergessen! Bemerkenswert ist, daß die Kinder zu Beginn der Therapie das Methylphenidat in z.T. recht hoher Dosierung vertragen, jedoch nach Monaten oder Jahren sogar kleinste Mengen davon nicht mehr.[70)]

Alternativ zum Methylphenidat kommt beispielsweise das D-Amphetamin infrage. Trizyklische Antidepressiva, MAO-Hemmer oder seltener Neuroleptika sind Medikamente der zweiten Wahl.

Die medikamentöse Therapie, insbesondere die Verabreichung von Psychostimulantien, ist mit Vorurteilen behaftet und wird mitunter vehement angegriffen. Ihr Einsatz fällt unter das Betäubungsmittelgesetz, ist daher etwas aufwendig und ruft nicht selten das unüberwindbare Mißtrauen der Eltern hervor. Man geht dann davon aus, daß dieses Krankheitsbild rein gesellschaftlich oder seelisch bedingt sei und deshalb auch nur psychotherapeutisch behandelt werden könne. Ein weiteres Vorurteil unterstellt den Medikamenten, sie sollten die Kinder disziplinieren und die Auseinandersetzung mit der Umwelt unterdrücken. Die medikamentöse Behandlung eröffnet jedoch einer Reihe von betroffenen Kindern die Chance einer altersgemäßen Entwicklung und sollte jenen, bei denen sie wirksam ist, auch nicht vorenthalten werden.[121)] Aus Scheu vor Medikamenten haben viele Eltern ihre Hoffnungen auf strenge Diäten gesetzt, sind aber oft enttäuscht worden. Kinder, die ohnehin unter ihrer Störung leiden, fühlen sich dadurch noch mehr als Außenseiter. Ob eine strenge Diät zu Mangelzuständen führt, ist weiterhin strittig. Auf jeden Fall sollte sie von einem Arzt oder einer Diätassistentin überwacht sein. Eine spezielle Diät ohne Salizylate und synthetische Farb- und Konservierungsmittel ist die allergenarme Ernährung nach dem amerikanischen Allergologen Benjamin F. Feingold.[125)] Eine lange Zeit angepriesene, phosphatfreie Ernährung wird inzwischen auch in den Selbsthilfegruppen nicht mehr pauschal empfohlen. Bevorzugt wird das individuelle Austesten, ggf. muß auf phosphatreiche Lebensmittel verzichtet werden.

Es gibt nicht wenig Beweise dafür, daß sich HKS-Kinder durchaus sehr gut entwickeln können, wenn diese rechtzeitig gefördert und nicht ständig in einem Übermaß frustriert werden. Viele Merkmale der betroffenen Kinder wandeln sich im Erwachsenenalter in persönliche Stärken um.[144)] So können bei einer positiven Gesamtentwicklung beispielsweise Ablenkbarkeit und Sprunghaftigkeit zu Kreativität reifen, Überaktivität kann sich in hohe Produktivität und einer unermüdlichen Schaffenskraft niederschlagen. Impulsivität kann zu Lebendigkeit, Energie und Spontaneität werden.[96)]

Von dem Schauspieler Dustin Hoffman und von Albert Einstein wissen wir, daß sie hyperaktive Kinder gewesen sind. 1994 widmete das Magazin „Time“ diesem

Syndrom eine Titelstory und stellte als wahrscheinlich betroffene Erwachsene u.a. Benjamin Franklin, Winston Churchill und Bill Clinton heraus.[135] Auch Wolfgang Amadeus Mozart ist ein exemplarisches Beispiel für das ADHS.[55] Viele Hinweise auf dieses Syndrom finden sich auch in der Biographie über Alfred Nobel, dem Erfinder des Dynamits (s. Seite 30 ff.).[140] Und von dem hyperaktiven Jungen **Michel aus Lönneberga** schreibt Astrid Lindgren, daß er später sogar Gemeindepräsident geworden sei ...

*****

Ein durch Zusammenballung von verschluckten Pflanzenfasern oder Haaren entstandenes, kugeliges Gebilde im Pansen bzw. Magen von Wiederkäuern wird **Bezoar-Tumor** genannt. Solche Tumore können auch beim Menschen in seltenen Fällen auftreten, beispielsweise bei einer Subazidität des Magensaftes und nach einem übermäßigen Genuß oder Verschlingen von sehr faserhaltiger Nahrung wie z.B. Apfelsinen (= Phytobezoar). Ein Trichobezoar kann bei psychopathischen Verhaltensweisen entstehen, wie dem Haaressen, der sogenannten Trichophagie, sehr groß werden und die Magenlichtung weitgehend ausfüllen (Abbildung 119).

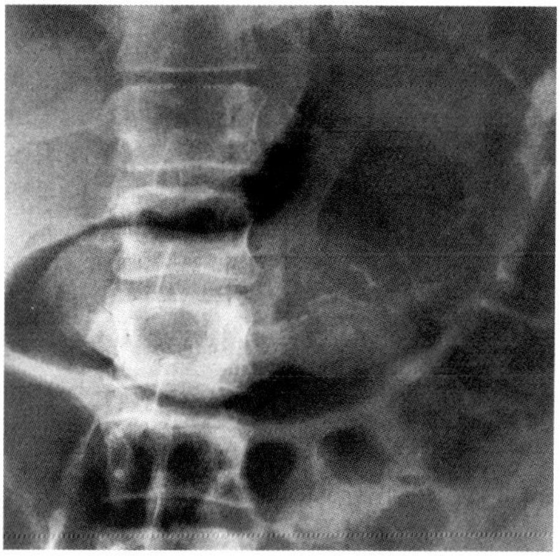

Abbildung 119: Röntgenaufnahme eines Trichobezoars. Das 13jährige Mädchen riß sich büschelweise die Haare heraus und verschluckte sie[9]

Insbesondere bei Kindern kann ein solcher Fremdkörper als gefährliches Hindernis im Magen-Darm-Trakt eine Ileus-ähnliche Symptomatik hervorrufen, zum Erbrechen und zum Magenausgangs oder Darmverschluß führen (Abbildung 120).

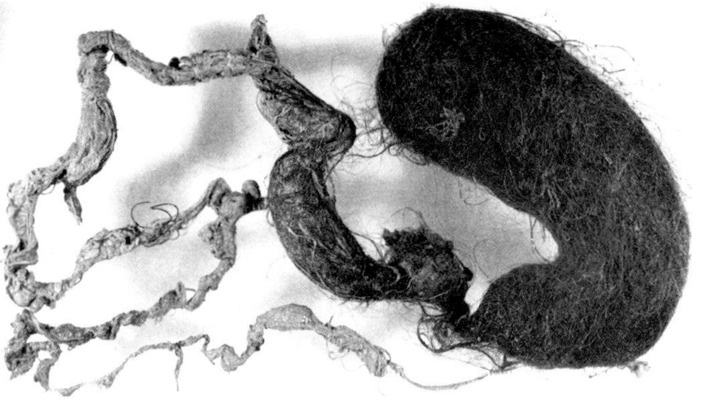

Abbildung 120: Sektionspräparat eines 120 cm langen Trichobezoars von einem 14jährigen Mädchen mit lange bestehender Trichophagie[16]

Die Bezeichnung dieser Tumore ist von der **Bezoar-Ziege** abgeleitet (Abbildung 121), die beim Lecken ihres Fells große Mengen an Haaren verschluckt. Diese ballen sich im Magen dann zu Kugeln zusammen (Abbildung 122). Durch Inkrustation bilden sich die Bezoar-Steine oder Gastrolithen.

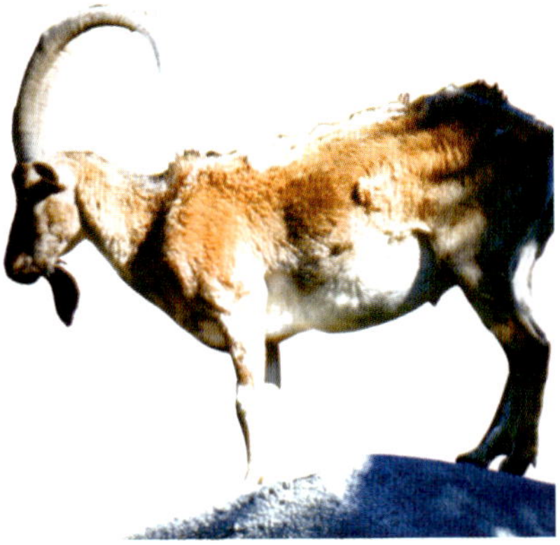

Abbildung 121: Die Bezoar-Ziege (Capra aegagrus) ist die Stammform unserer Hausziege. Weibliche Tiere werden Geißen, die Männlichen Böcke und die Jungen Kitze oder Zicklein genannt[39]

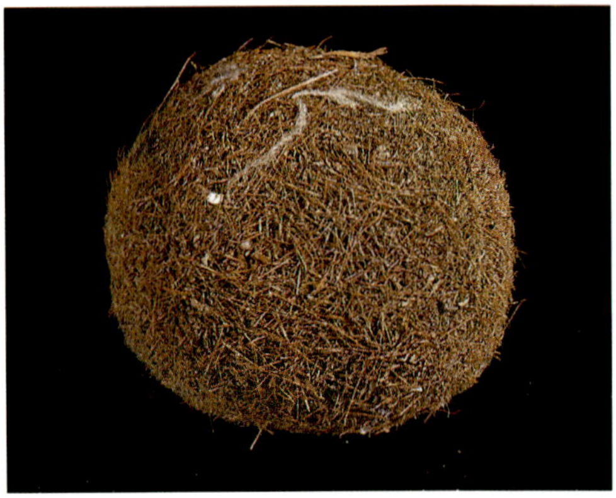

Abbildung 122: Bezoar-Kugel aus dem Magen eines Huftieres. Sie besteht vor allem aus Haaren, die bei der Fellpflege verschluckt wurden. Der Durchmesser beträgt etwa 3 cm. Zoologische Staatssammlung, München[153]

Als Herdentier waren diese Wiederkäuer früher in den Gebirgen Vorderasiens weit verbreitet, heute sind die Tiere allerdings in ihrem Bestand bedroht. Als Jagdbeute schätzte man die bis zu 150 cm langen Hörner der Böcke, noch beliebter und teurer waren jedoch die Bezoar-Steine. Diese kugeligen Gebilde wurden für eine Art Wundermedizin gehalten, die gegen alle möglichen Krankheiten helfen sollten. Der Besitz soll vor Unheil schützen, kleine Steine dienen als Amulett.[117]

Der Begriff „Bezoar“ stammt aus dem Persischen und bedeutet soviel wie „schützen“ bzw. „Gegengift“. Der schon im altindischen Ayurveda und in der persischen Arzneimittellehre erwähnte Bezoar galt in der Antike und im Mittelalter als Schutz- und Heilmittel gegen Vergiftungen. Dazu wurde er pulverisiert in Wein eingenommen. Das Verfahren, Bezoar-Steine in Gold oder Silber zu fassen, war im 16. und 17. Jahrhundert weit verbreitet (Abbildung 123). Die Filigranfassung mit ihren zahlreichen Öffnungen erlaubte es nach damaliger Auffassung dem Bezoar, beim Eintauchen etwa in Wein oder Wasser seine Kräfte zu entfalten. Dies ist der Grund, weshalb viele Bezoar-Fassungen Halterungsringe oder sogar Ketten aufweisen.[72]

1685 hinterließ die Ärzteschar des englischen Königs Karl II. (Abbildung 124), der in der Nacht zum 2. Februar plötzlich *„vom Schlag gerührt wurde“* [106] und nicht mehr die Kraft hatte, *seine Ärzte zum Teufel zu jagen*[130], den folgen-

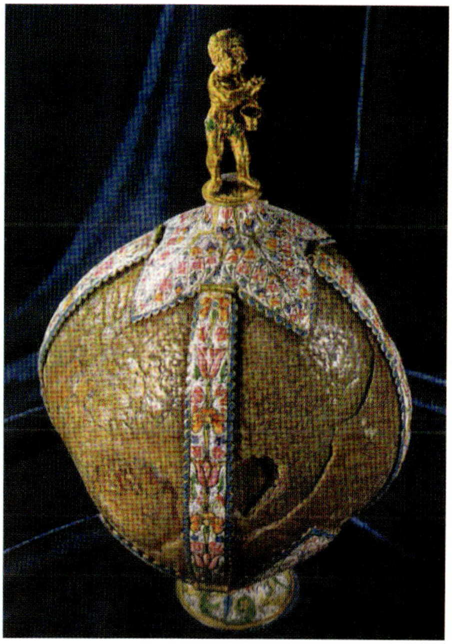

Abbildung 123: Großer Bezoar mit Bacchusfigur, 21 cm hoch. Vergoldetes Silber mit Scharnieren zum Öffnen (um 1650). Schatzkammer des Residenzmuseums, München[57)]

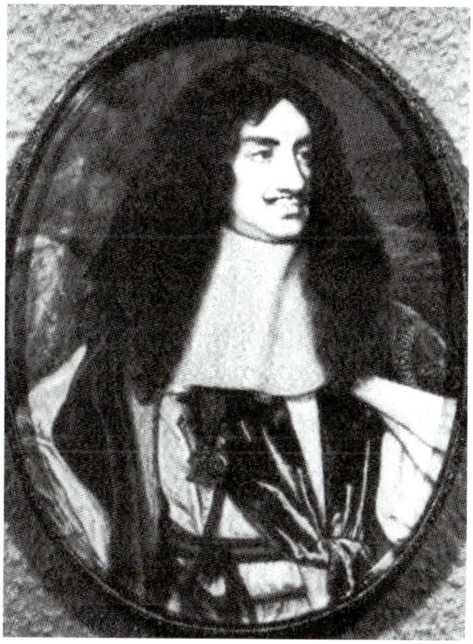

Abb. 124: König Charles II. von England (29.5.1630–6.2.1685).[47)] *Man fürchtete damals besonders die Vergiftung*

den historischen Bericht über die Behandlung seiner Majestät. Die Geschichte seines Sterbens ist mehrfach und bis ins Detail gehend überliefert:[47,145)]

„Eine Pinte Blut aus seinem rechten Arm, eine halbe der linken Schulter abgezapft, ein Brechmittel, zwei Abführmittel und ein Klistier aus 15 Substanzen bestehend verabreicht. Sodann das königliche Haupt barbieret und ein Zugpflaster aufgelegt. Man gab ein Niespulver, weitere Brechmittel und ließ zur Ader. Es folgte ein Linderungsmittel, ein Pflaster von Pech und Taubenmist auf die Füße sowie Arzneien aus zehn verschiedenen Kräutern. Schließlich 40 Tropfen eines aus dem menschlichen Schädel gewonnenen Extraktes und eine Dosis Bezoar-Stein ... – worauf seine Majestät verschied.“[130)]

*****

4. Abkürzungsverzeichnis

A.	Arteria (lat.) Arterie
anat.	anatomischer Begriff
Dim.	Diminution (= Verkleinerungsform)
engl.	englisch
Fa.	Firma
frz.	französisch
griech.	griechisch
i.m.	intramuskulär
i.v.	intravenös
KM	Kontrastmittel
lat.	lateinisch
Lig.	Ligamentum (lat.) Band
M.	Musculus (lat.) Muskel
Mb.	Morbus (lat.) Krankheit
Mm.	Musculi (Plural von Musculus)
μm	Mikrometer = 10^{-6} m
N.	Nervus (lat.) Nerv
nm	Nanometer = 10^{-9} m
NMR	Nuclear Magnetic Resonance (engl.) Kernspintomographie
R.	Ramus (lat.) Ast
V.	Vena (lat.) Vene

*****

5. Quellenverzeichnis

1. ABSHAGEN U.: Kontrollierte klinische Studien zur Toleranzentwicklung und Dosierungsprobleme der Nitrattherapie. Herz, kardiovaskuläre Erkrankungen, Supp. I 6/96, Jahrgang 21, Seite 23–30. Verlag Urban & Vogel GmbH, München 1996
2. AGUR A.M.R.: Grants Anatomie Atlas und Lernbuch. Übersetzung „Grant's atlas of anatomy“. Enke Verlag, Stuttgart 1999
3. ALKEN P., WALZ P.H. (Hrsg.): Urologie. VCH Verlagsgesellschaft, Weinheim 1992
4. ALTWEIN J.E., RÜBBEN H.: Urologie. 4. Auflage; Enke Verlag, Stuttgart 1993
5. ANDRIES P., Großseifen 2000
6. Ars medica. Philadelphia 1976
7. AUBERT H., WIMMER F.: Aristoteles Thierkunde. In griechischer und deutscher Übersetzung. Engelmann-Verlag, Leipzig 1868
8. BAADER E.W., HOLSTEIN E.: Das Quecksilber – seine Gewinnung, technische Verwendung und Giftwirkung mit eingehender Darstellung der gewerblichen Quecksilbervergiftung nebst Therapie und Prophylaxe. Veröffentlichungen aus dem Gebiete der Medizinalverwaltung, Band 40, 1. Heft. Berlin 1933
9. BACHMANN K.-D., EWERBECK H., KLEIHAUER E., ROSSI E., STALDER G. (Hrsg.): Pädiatrie in Praxis und Klinik. Band III, 2. Auflage; Gustav Fischer und Thieme Verlag, Stuttgart 1990
10. BAUER V.H.: Das Antonius-Feuer in Kunst und Medizin. Springer-Verlag, Berlin 1973
11. BAUMGARTEN G.: Die herzwirksamen Glykoside. Edition Leipzig 1963
12. BAUMGARTNER R., BOTTA P.: Amputation und Prothesenversorgung der oberen Extremität. Enke Verlag, Stuttgart 1997
13. BAXTER Deutschland GmbH, Heidelberg 1997. Mit freundlicher Genehmigung
14. BEKENY G.: Klinik der Muskelkrankheiten. Akademiai Kiado, Budapest 1987
15. BENDER A.E.: The facts of food. Oxford University Press 1975
16. BETTENDORF U., KLINGE O., MORGENROTH K., REMMLE W. (Hrsg. Remmle W.): Pathologie. Band 2; Springer-Verlag, Berlin, Heidelberg 1984
17. BIRKENBIHL V.F.: Stroh im Kopf? 26. Auflage; mvg-Verlag, Landsberg am Lech 1996
18. BOEHRINGER Ingelheim Pharma KG: Niere und ableitende Harnwege. Ingelheim 1996. Verlag Gedon und Reuß, München. Mit freundlicher Genehmigung
19. BOMMER W.: Tropenmedizinisches Beratungszentrum für Tropenkranke, Reisende und Ärzte. Göttingen 2000. Mit freundlicher Genehmigung

20. BORCHARDT W.G.: Die sprichwörtlichen Redensarten im deutschen Volksmund. 7. Auflage; Brockhaus, Leipzig 1954

21. BOUVET J.-F. (Hrsg.): Vom Eisen im Spinat und anderen populären Irrtümern. Droemersche Verlagsanstalt Th. Knaur Nachf., München 1999 (Übersetzung der Originalausgabe „Du fer dans les épinards“ Editions Du Seuil, Paris 1997)

22. BRANDIS H., OTTE H.J.: Lehrbuch der medizinischen Mikrobiologie. 5. Auflage; Gustav Fischer Verlag, Stuttgart, New York 1984

23. BRAUN A.: Krankheit und Tod im Schicksal bedeutender Menschen. 2. Auflage; Enke Verlag, Stuttgart 1940

24. BRAUN J.: Die liturgische Gewandung im Occident und Orient: Ursprung und Entwicklung, Verwendung und Symbolik. Herder Verlag, Freiburg i.B. 1907

25. BROCKHAUS F.A.: Das Fackel-Lexikon. Einmalige Lizenzausgabe des Volks-Brockhaus. Fackel-Buchklub, Olten 1955

26. BRUNTON T.L.: Lectures on the actions of medicines. MacMillan, New York 1867

27. BUECHNER F.: Der Eid des Hippokrates. Herder Verlag, Freiburg i.B. 1945

28. BUNDSCHU H.-D., HUST W., PREIM D.: Abdominelle Ultraschalldiagnostik in der Praxis. 3. Auflage; Hippokrates-Verlag, Stuttgart 1992

29. CARROLL L.: Alice im Wunderland. Hrsg. von Ch. Enzensberger. Insel-Verlag, Frankfurt a.M. 1963

30. Chemie heute. Sekundarbereich II. Schroedel Schulbuchverlag, Hannover 1988

31. Connecticut Vacation Guide 1999. Connecticut Office of Tourism, Hartford, Connecticut (USA) 1999

32. DAVIDSON W.M., SMITH D.R.: A morphological sex difference in the polymorphonuclear neutrophil leucocytes. British Medical Journal: Juli 1954, Seite 6-7

33. DEICHGRÄBER K.: Der hippokratische Eid. Hippokrates-Verlag, Stuttgart 1955

34. DEICHGRÄBER K.: Der hippokratische Eid. 4. erw. Auflage; Hippokrates-Verlag, Stuttgart 1983

35. Der große Reader’s Digest Weltatlas. 6. revid. Auflage hrsg. vom Verlag Das Beste GmbH, Stuttgart, Zürich, Wien 1968

36. Dictionary of national biography. Bd. XII. Hrsg. von L. Stephen. Smith, Elder & Co., London 1887

37. Die Geschichte einer Weltmarke. Info-Schrift der Fa. Muelhens GmbH & Co. KG, Köln. Mit freundlicher Genehmigung

38. Die schönsten Sagen des klassischen Altertums. Gesammelt von Gustav Schwab. Sigbert Mohn Verlag

39. Die Welt der Tiere. Time Life, Kinderbibliothek. Original Japanese language edition. Time-Life Books B.V., Amsterdam 1988

40. DODERER K. (Hrsg.): Lexikon der Kinder- und Jugendliteratur. Beltz Verlag, Weinheim und Basel 1984

41. DUBIN D.B., LINDNER U.K.: Schnellinterpretation des EKG. 5. Auflage; Springer-Verlag, Berlin, Heidelberg, New York, London, Paris, Tokyo, Hong Kong 1990

42. DUDEN: Das Herkunftswörterbuch der deutschen Sprache. 2. Auflage; Dudenverlag, Mannheim 1989

43. EIGLER G.: Ohren, Nasen, Rachen und Kehlkopf-Krankheiten. 35. u. 36. Auflage; W. de Gruyter, Berlin 1966

44. ELLIGER, FINK, HEIL, MEYER: Kantaros. Griechisches Unterrichtswerk, Beiheft zum Lese- und Arbeitsbuch. Ernst Klett Verlag, Stuttgart 1982

45. FARAONE S.V. et al.: Segregation analysis of attention deficit hyperactivity disorder. Psychiatr. Genet. 2/1992, Seite 257–275

46. FELDBUSCH V.: Kochen mit dem Blubb. Gräfe und Unzer Verlag, München 1999

47. FRASER A.: King Charles II. Weidenfeld & Nicolson Ltd, London 1979

48. FREISLEDER F.J., TROTT G.E.: Das hyperkinetische Syndrom – Begriffserklärung, aktueller Stand, Therapiemöglichkeiten. Pediatrics 8/1996, Seite 3–18

49. FRICK H., LEONHARDT H., STARCK D.: Allgemeine Anatomie; Spezielle Anatomie I. Band 1.; 2. überarbeitete Auflage; Thieme Verlag, Stuttgart, New York 1980

50. FRICK H., LEONHARDT H., STARCK D.: Spezielle Anatomie II.; 2., überarbeitete Auflage; Thieme Verlag, Stuttgart 1980

51. GAZA T.: Aristoteles de historia animalium. Paris 1524

52. Geheimnisse und Heilkräfte der Pflanzen. Verlag Das Beste GmbH, Stuttgart 1978

53. GEYER E., BOMMER W.: Wurmerkrankungen des Menschen. Wilhelm Goldmann Verlag, München 1971

54. GILLRAY J.: Meisterwerke der Karikatur. Hrsg. von Herwig Guratzsch, überarbeitet und abgeschlossen von Gerd Unverfehrt. Gerd Hatje Verlag, Stuttgart 1986

55. HALLOWELL E.M., RATEY J.J.: Zwanghaft zerstreut. Rowohlt Taschenbuch Verlag GmbH, Reinbek bei Hamburg 1998 (Übersetzung der Originalausgabe „Driven to Distraction“ Verlag Pantheon Books, New York 1994)

56. HAMBLIN T.J.: Fake! British Medical Journal 283/1981, Seite 1671

57. HANSMANN L., KRISS-RETTENBECK L.: Amulett und Talisman. Erscheinungsform und Geschichte. Verlag Georg D.W. Callwey, München 1966, Nachdruck 1999. Mit freundlicher Genehmigung von Claus Hansmann

58. Harnfibel. Heyden AG, München 1968. Das Bildmaterial stammt aus der I. Medizin. Klinik der Uni. München

59. HAYHOE F.G.J., FLEMANS R.J.: Atlas der hämatologischen Zytologie. Springer-Verlag, Berlin 1969

60. HENNECKE M., Osterode am Harz 2000

61. HIPPOKRATES H.: Max und Moritz als Patienten – die Krankengeschichte in 7 Folgen. Eichborn Verlag, Frankfurt a.M. 1991

62. HISTOCOM GmbH/Industrie Archiv, Frankfurt a.M. 2000. Mit freundlicher Genehmigung

63. HOEDE R., BAUER T.: Heinrich Hoffmann. Ein Leben zwischen Wahn und Witz. Stadtgesundheitsamt Frankfurt/Main (Hrsg.). Waldemar Kramer Verlag, Frankfurt a.M. 1994

64. HOFFMANN H.: Der Struwwelpeter oder lustige Geschichten und drollige Bilder für Kinder von 3 bis 6 Jahren. 588. Auflage; Originalausgabe von Verlag Rütten & Löning, Frankfurt am Main. Bei Loewes Verlag Ferdinand Carl, Stuttgart 1934

65. HOFFMANN H.: Lebenserinnerungen. Insel-Verlag, Frankfurt a.M. 1985

66. HOFMANN A.: Die Mutterkorn-Alkaloide. Enke Verlag, Stuttgart 1964

67. HOLLÄNDER E.: Anekdoten aus der medizinischen Weltgeschichte. Enke Verlag, Stuttgart 1931

68. HOLLÄNDER E.: Plastik und Medizin. Enke Verlag, Stuttgart 1912

69. HUMPHRIES, PRESS, SUTTON: Der Kosmos-Baumführer. 4. Auflage; Franckh'sche Verlagshandlung, Stuttgart 1990

70. JUST, I., JUST, J.: Persönliche Mitteilung, Wolfsburg 2000

71. KLEIN R.: Lexikon der Mode. Woldemar Klein Verlag, Baden-Baden 1950

72. Exotica. Kunsthistorisches Museum Wien, Verlag Skira, Wien 2000

73. KNIPPING H.W., KENTER H.: Heilkunst und Kunstwerk. Schattauer Verlag, Stuttgart 1961

74. KRÄMER W., TRENKLER G.: Lexikon der populären Irrtümer. 5. Auflage; Piper Verlag GmbH, München 1998

75. KÜPPERS B.-O.: Ordnung aus dem Chaos. Piper-Verlag München, Zürich 1987

76. LANGMAN J.: Medizinische Embryologie. 7. Auflage; Thieme Verlag, Stuttgart 1985

77. Learning English A3 neu. Bearbeitet von K. Beilhardt, H.-J. Lechler und W. Piert. Ernst Klett Verlag, Stuttgart 1969

78. LEONHARDT H.: Histologie, Zytologie und Mikroanatomie des Menschen. Band 3; 6. erw. Auflage; Thieme Verlag, Stuttgart, New York 1981

79. LEYDHECKER W.: Augenheilkunde. 23. Auflage; Springer-Verlag, Berlin, Heidelberg, New York, London, Paris, Tokyo 1987

80. LICHTENTHAELER C.: Der Eid des Hippokrates. Deutscher Ärzte-Verlag, Köln 1984

81. LICHTENTHAELER C.: Gesamtanalyse des hippokratischen Eides. Hamburger Ärzteblatt. Band 34 Nr. 12/80f, Seite 459–463

82. LINDER H., HÜBLER E.: Biologie des Menschen. 9. Auflage; Metzlersche Verlagsbuchhandlung, Stuttgart 1969

83. LINDGREN A.: Als Klein-Ida auch mal Unfug machen wollte. Verlag Friedrich Oetinger, Hamburg 1986

84. LINDGREN A.: Michel in der Suppenschüssel. Verlag Friedrich Oetinger, Hamburg 1990

85. LIPPERT H.: Lehrbuch Anatomie. 3. erw. Auflage; Urban & Schwarzenberg, München, Wien, Baltimore 1993

86. LISSNER J.: Radiologie I. 3. Auflage; Enke Verlag, Stuttgart 1986

87. LONGMAN dictionary of english idioms. Longman Group Ltd., Harlow, London 1979

88. LUTZ W., SCHUPPLI R..: Lehrbuch der Haut- und Geschlechtskrankheiten. 2. Auflage; Karger Verlag AG, Basel 1957

89. MARQUEZ G.G.: Von der Liebe und anderen Dämonen. Verlag Kiepenheuer & Wirtsch, Köln 1994

90. MECKLER U., WERMKE W.: Sonographische Differentialdiagnostik – systematischer Atlas: Abdomen, Urogenitaltrakt, Halsorgane. Deutscher Ärzte-Verlag, Köln 1997

91. Medikament & Meinung. Hrsg. vom Bundesverband der Pharmazeutischen Industrie Nr. 9/1992, Seite 9

92. Medizin heute. Heft 1, 1993, Seite 43; Deutscher Ärzte-Verlag, Köln 1993

93. MESCHAN I.: Diagnostik mit bildgebenden Verfahren. Band I/1 Abdomen Teil 1; Enke Verlag, Stuttgart 1988

94. MOLL K.-J., MOLL M.: Anatomie. 11. Auflage; Jungjohann Verlagsgesellschaft, Neckarsulm 1990

95. MOLLENHAUER A.: Optikusläsion und schmerzhafte Ophthalmoplegie bei Nasennebenhöhlen-Affektionen – eine kernspintomographische Untersuchung. Med. Diss., Göttingen 1991

96. MROCHEN S., KERKHOFF W.: Motorik Bd. 17 Heft 3, Schorndorf 1994, Seite 87–92

97. NETTER F.H.: Farbatlanten der Medizin. Band I (Herz); 3. Aufl. hrsg. von M. Stauch. Thieme Verlag, Stuttgart, New York 1990

98. NETTER F.H.: Farbatlanten der Medizin. Band 7 (Bewegungsapparat I); hrsg. von W. Firbas. Thieme Verlag, Stuttgart, New York 1992

99. NEUHAUS C.: Persönliche Mitteilung; 4. Symposium von Juvemus (Vereinigung zur Förderung von Kindern mit Teilleistungsschwächen) Koblenz, Lahnstein 2000

100. NOBEL-STIFTELSEN: The Nobel Foundation, Stockholm 2000. Mit freundlicher Genehmigung

101. OKAPIA KG Michael Grzimek & Co. Bildarchiv, Frankfurt a.M. (ohne Jahresangabe)

102. ORFANOS C.E., GARBE C.: Therapie der Hautkrankheiten. Springer-Verlag, Berlin, Heidelberg 1995

103. PENZLIN H.: Lehrbuch der Tierphysiologie. 3. Auflage; Gustav Fischer Verlag, Stuttgart 1980

104. PIRCHAN E.: Kostüm-Kunde. Otto Maier-Verlag, Ravensburg 1952. Zeichnung Herta Broneder

105. PITZEN P., RÖSSLER H.: Kurzgefaßtes Lehrbuch der Orthopädie. 15. Auflage; Urban & Schwarzenberg, München 1984

106. PRINZ ADALBERT VON BAYERN: Das Ende der Habsburger in Spanien. Band I; Karl II.. Verlag F. Bruckmann, München 1929

107. PÜTZ J., YOGESHWAR R. in einem Brief vom Westdeutschen Rundfunk, Köln 1989

108. RANG N.G., HÖPPNER S.: CranioSacralOsteopathie. 2., überarbeitete Auflage; Hippokrates-Verlag, Stuttgart 1998

109. RATHERT P., ROTH S.: Urinzytologie. 3. Auflage; Springer-Verlag, Berlin 1995

110. RINGERT R.-H.: Persönliche Mitteilung, Göttingen 2000

111. RITTER VON ZIMMERMANN JOH.G.: Über Friedrich dem Großen und meine Unterhaltungen mit Ihm kurz vor seinem Tod. Leipzig 1788

112. ROCHE Lexikon Medizin. Hrsg. von der Hoffmann-La Roche AG und Urban & Schwarzenberg, 2. Auflage; Urban & Schwarzenberg, München, Wien, Baltimore 1987

113. ROSSI E. et al.: Pädiatrie. 1. Auflage; Thieme Verlag, Stuttgart 1986

114. ROWLAND-ENTWISTLE T.: Was man sonst nicht sieht – Das Leben der Insekten. Tessloff Verlag, Hamburg 1978

115. SCHERZ H., SENSER F.: Die Zusammensetzung der Lebensmittel – Nährwerttabellen. 6., überarb. Auflage; Medpharm Verlag, Stuttgart 2000

116. SCHNEIDER G.: Arzneidrogen: ein Kompendium für Pharmazeuten, Biologen und Chemiker. BI-Wissenschafts-Verlag, Mannheim, Wien, Zürich 1990

117. SCHOTT H.: Die Chronik der Medizin. Lizenzausgabe für Bechtermünz Verlag im Weltbild Verlag GmbH, Augsburg 1997; by Chronik Verlag im Bertelsmann-Lexikon Verlag GmbH Gütersloh/München

118. SCHÖN G.: Mikrobiologie. 3. verb. Auflage; Verlag Herder, Freiburg i.B. 1983

119. SCHULTE F.J., SPRANGER J.: Lehrbuch der Kinderheilkunde. Begr. von E. Feer. 27. Auflage; Gustav Fischer Verlag, Stuttgart, Jena, New York 1993

120. SCHULTZ-KLINKEN K.-R.: Haken, Pflug und Ackerbau. A. Lax Verlagsbuchhandlung, Hildesheim 1981

121. SCHULZ E., REMSCHMIDT H.: Hyperkinetisches Syndrom im Kindes- und Jugendalter. Med. Mo. Pharm., Heft 5/1991, 14. Jahrgang

122. SCHUMPELICK V., BLEESE N.M., MOMMSEN U. (Hrsg.): Chirurgie. 2. Auflage; Enke Verlag, Stuttgart 1991

123. SCHUMPELICK V., BLEESE N.M., MOMMSEN U. (Hrsg.): Chirurgie. 4. Auflage; Enke Verlag, Stuttgart 1999

124. SIEBURG F.: Im Licht und Schatten der Freiheit – Frankreich 1789–1848. Deutsche Verlags-Anstalt, Stuttgart 1979

125. SIMPSON B.: Einführung in den Umgang mit der Feingold-Diät bei hyperaktiven und allergischen Kindern. Eigenverlag, Solingen

126. SOBOTTA J.: Atlas der Anatomie des Menschen. 18. Auflage herausgeg. von H. Ferner u. J. Staubesand, Urban & Schwarzenberg, München 1982

127. SÖKELAND J.: Urologie. 10. Auflage; Thieme Verlag, Stuttgart 1987

128. SÖKELAND J.: Persönliche Mitteilung, Dortmund 1997

129. SPALLEK R.: Persönliche Mitteilung, Bad Wurzach 1999

130. STEINBART H.: Arzt und Patient. In der Geschichte, in der Anekdote, im Volksmund. Enke Verlag, Stuttgart 1970

131. STILL G.F.: The Goulstonian lectures on some abnormal psychical conditions in children. The Lancet Vol. I, Seite 1008-1012, 1077-1082, 1163-1168; London 1902

132. STORM T.: Sämtliche Werke. Band 2, Seite 922; Winkler-Verlag, München 1951

133. STRATHMANN AG, Hamburg 2000. Mit freundlicher Genehmigung

134. THOMSSEN R. et al.: Aus dem praktikumsbegleitenden Skript für medizinische Mikrobiologie des Hygiene-Instituts der Universität Göttingen, 1987

135. Time. Life in overdrive. Seite 42–50, 18. Juli 1994

136. TRUTNAU L.: Schlangen im Terrarium. Band 1; Ulmer GmbH & Co, Stuttgart 1979

137. TULLEJA T.: Fabulous fallacies. New York 1982

138. ULLMANN C.: Das unruhige Kind. Süddeutsche Zeitung Nr. 160, Seite 12

139. Urologie in Wort und Bild. Ausgabe C.E.A., Mitteilung von Prof. Dr. Hasche-Klünder. Springer-Verlag, Berlin 1979

140. VÖGTLE F. (Hrsg. Kusenberg K. und B.): Nobel. Rowohlt Taschenbuch-Verlag, Reinbek bei Hamburg 1983

141. VON LANZ T., WACHSMUTH W.: Praktische Anatomie. Erster Band, dritter Teil; Springer-Verlag, Berlin 1935

142. Was die Pharma-Forschung mit Rollschuhen, Babys, Märchen, Genies und Ziegen zu tun hat. Hrsg. vom Bundesverband der Pharmazeutischen Industrie e.V., Frankfurt a.M. 1981. Mit freundlicher Genehmigung

143. WEINREBE H.M.A.: Ein Gedächtnis wie ein Sieb; Eselsbrücken und Erinnerungshilfen. Schweizer Schule, Band 10 (Seite 17ff), Basel 1987

144. WEISS G., HECHTMAN L., PELMAN T.: Hyperactive children as young adults: a controlled prospective 10 year follow-up of 75 hyperactive children. Archivs of general psychiatry 36/1979, Seite 67ff

145. WENDE P, (Hrsg.): Englische Könige und Königinnen: Von Heinrich VII. bis Elisabeth II.. Verlag C.H. Beck, München 1998

146. WHITE C.: Peter Paul Rubens. Man and artist. Yale University Press, New Haven und London 1987

147. WILENS T.E., SPENCER T.J., BIEDERMAN J.: Pharmacotherapy of adult ADHD. In: Nadeau K.G. (Hrsg.) A comprehensive guide to attention deficit disorder in adults, Seite 168–190. Brunner/Mazel, New York 1995

148. WISNIEWSKI C.: Kleines Wörterbuch des Kostüms und der Mode. Philipp Reclam jun., Stuttgart 1996

149. WITHERING W.: An account of the foxglove, and some of its medical uses: with practical remarks on dropsy, and other diseases. Swinney, Birmingham 1785

150. WOOD F.T., HILL R.J.: Dictionary of english colloquial idioms. London 1990

151. ZEISSLER J., KRAUSPE C., RASSFELD-STERNBERG L.: Die Gasödeme des Menschen. Band 3; Dr. Dietrich Steinkopff Verlag, Darmstadt 1958

152. ZINK C.-D.: Beipackzettel und Nebenwirkungen. Sonderdruck aus Medical Tribune 1994

153. Zoologische Staatssammlung, München. Foto: Bildarchiv Hansmann, München 2001. Mit freundlicher Genehmigung

154. 100 Jahre Comic-Strips. Band 1; Carlsen Verlag, Hamburg 1995

*****